Martina Pahr

Sorg für dich selbst, sonst sorgt sich keiner!

Martina Pahr

Sorg für dich selbst, SONST SORGT sich keiner!

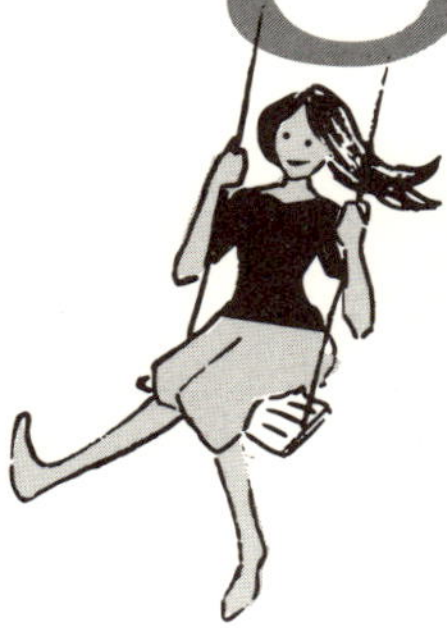

Wie du dir selbst höchste Priorität im Leben einräumst

mvgverlag

Bibliografische Information der Deutschen Nationalbibliothek
Die Deutsche Nationalbibliothek verzeichnet diese Publikation in der Deutschen Nationalbibliografie. Detaillierte bibliografische Daten sind im Internet über http://d-nb.de abrufbar.

Für Fragen und Anregungen:
info@mvg-verlag.de

1. Auflage 2019

Nymphenburger Straße 86
D-80636 München
Tel.: 089 651285-0
Fax: 089 652096

Redaktion: Silke Panten
Umschlaggestaltung: Pamela Machleidt
Umschlagabbildung: Laura Osswald
Satz: inpunkt[w]o, Haiger (www.inpunktwo.de)
Druck: CPI books GmbH, Leck
Printed in Germany

ISBN Print 978-3-7474-0069-2
ISBN E-Book (PDF) 978-3-96121-400-6
ISBN E-Book (EPUB, Mobi) 978-3-96121-401-3

Weitere Informationen zum Verlag finden Sie unter

www.mvg-verlag.de

Beachten Sie auch unsere weiteren Verlage unter www.m-vg.de.

»Niemand rettet uns, außer wir selbst.
Niemand kann und niemand darf das.
Wir müssen selbst den Weg gehen.«

Buddha (ultimativer Mentor)

INHALT

WER, WENN NICHT DU?

Die Welt, wie wir sie kennen, geht vor die Hunde, und wir alle machen bedrückte Mienen, als könnten wir allein dadurch etwas an sozialer Ungerechtigkeit, Artensterben, ungleicher Bezahlung, Vorurteilen gegenüber Ausländern, der Politik oder, die härteste Herausforderung von allen, dem Fernsehprogramm ändern. Wir sind natürlich nicht untätig, nein, wir sind sogar weit davon entfernt: Immerhin unterzeichnen wir Onlinepetitionen, liken die Facebook-Posts von Freunden, die gleicher Meinung sind, beschweren uns im Büro, beim Bäcker und im Bekanntenkreis über die verheerenden Verhältnisse und spenden manchmal auch etwas an Organisationen, von denen wir glauben, dass sie das Richtige tun.

Wir beschweren uns, wenn wir schon mal dabei sind, dann auch gern über die individuellen Umstände, die unser persönliches Leben erschweren oder vermiesen: Die gleichgültige Chefin, die unsere Arbeit nicht zu schätzen weiß und uns ins Burnout treibt. Der egoistische Partner, dem die eigenen Interessen wichtiger sind als gemeinsame Unternehmungen. Die undankbaren Kinder, die nicht wissen, wie gut sie es haben, und die das letzte Bisschen an Energie aus uns heraussaugen. Die wartungsintensiven Freund*innen, die immer Zeit einfordern, um bei uns Sorgen abzuladen, selbst aber kein offenes Ohr für uns haben. Der Friseur, der uns letzte Woche verschnitten und sich nicht einmal richtig dafür entschuldigt hat (als wären die fiesen Stirnfalten, die er durch den Pony freigelegt hat, schon vorher da gewesen!). Manche Beschwerden werden lautstark in die Welt getragen, manche im inneren Monolog abgespult. Grundsätzlich ändern sie aber … nichts.

Es geht uns auch ganz allgemein nicht wirklich gut, wenn man sich die Statistiken so anschaut: Wir müssen uns mit Zivilisationserkrankungen herumschlagen, deren Namen niemand richtig aussprechen kann, wir werden mit immer mehr Suchtkrankheiten, Depressionen und unbewältigten Traumata geschlagen und mit immer weniger Wohlstand, Nachwuchs und Natur gesegnet … und wir sind noch kein einziges Mal beim »World Happiness Report« der Vereinten Nationen in den Top Ten gelandet, wo sich der skandinavische Fremdenverkehrsverein ja ganz offensichtlich eingekauft hat.

Gleichzeitig, so paradox es klingt, *könnte* es uns bei alldem nicht nur gutgehen, sondern *müsste* es sogar! Immerhin gibt es so viele Menschen, denen es wesentlich schlechter geht, rein objektiv. Immerhin stehen uns alle Möglichkeiten offen, zumindest theoretisch, und gibt es gar keinen Grund, einen Flunsch zu ziehen, leben wir doch zur richtigen Zeit auf der richtigen Hälfte der Erde, wo uns die gebratenen Tauben in Bioqualität in die Münder fliegen und die Privilegien, die wir genießen, nur so um die Ohren gehauen werden. Alles Luxusprobleme, die wir da haben! Wie können wir ungehemmt in unseren behaglichen vier Wänden jammern, während anderswo Menschen auf der Straße sterben? Wir wissen doch im Grunde alle, wie gut es uns geht!

Klasse, oder? Unser wackeliges Wohlbefinden wird so durch ein schlechtes Gewissen noch weiter nach unten gezogen: Wir sollten uns schämen, weil wir nicht ständig entrückt grinsend über Blumenwiesen hüpfen und vor Freude trällern. Wir sind ja selbst schuld daran, dass wir unser Potenzial nicht ausleben und es versäumen, Glück und Erfüllung zu finden, obwohl ja wahrlich genügend Ratgeberliteratur dazu auf dem Markt ist. Das hat es gerade noch gebraucht, um uns den Rest zu geben. Immerhin geben wir alle unser Bestes (egal, was die anderen sagen, die nicht in unserer Haut stecken) – und haben trotzdem das Gefühl, ständig Wasser zu treten. So kommen wir keinen Schritt weiter auf dem Weg, uns einfach wohl in unserer Haut zu fühlen und ein erfülltes, selbstbestimmtes Leben zu führen. Kein Wunder, dass wir uns da manchmal wie Opfer der Umstände fühlen, ohnmächtig in Strukturen verfangen, die wir nicht gewollt haben, meist nicht beeinflussen können und viel zu oft nicht einmal richtig durchschauen.

Aber schauen wir doch einmal genau hin: Sind wir wirklich hilflose, ohnmächtige Opfer (der Umstände, der Gesellschaft, der Zeitqualität, des Kantinenessens …), deren einzige Kompetenz sich im Wehklagen erschöpft? Oder haben wir mehr Macht, als wir denken – die wir aber aus der Hand geben, ohne mit der Wimper zu zucken? Allzu oft schieben wir die Verantwortung für unser eigenes Wohlergehen anderen zu, denen wir dann Vorwürfe machen, wenn es uns nicht gutgeht. Allzu oft kuscheln wir uns in der Komfortzone eines Opfers der äußeren Umstände ein, von wo aus wir dann unsere Erwartungen auf andere projizieren. Doch mit der Verantwortung verlieren wir auch unsere Kraft – und beides sollten wir lieber bei uns behalten, um so unsere Kompetenz und unseren Handlungsspielraum zu erhöhen. Deine Chefin ist nicht schuld daran, dass du dich in ein Burnout arbeitest; dein Partner ist nicht dafür zuständig, dass du glücklich bist. Das alles ist deine eigene Aufgabe!

Selbstwert statt Selfcare

Die aktuell so beliebte »Selfcare« ist nur ein Trostpreis. Sie zeigt dir, wie du dich ein wenig verwöhnen kannst, wenn du unter der Last, die du dir selbst aufgebürdet oder von anderen akzeptiert hast, in die Knie gehst. Das ist ähnlich wirkungsvoll wie das berühmte Pflaster auf einem Knochenbruch. Natürlich tut dir das gelegentliche Schaumbad gut – noch besser täten dir aber wahrscheinlich flexiblere Arbeitszeiten, Anerkennung deiner Leistung und eine Alltagsstruktur, die dir Zeit zum Schnaufen lässt. Hand aufs Herz: Wie sieht es eigentlich mit deiner Wertschätzung dir selbst gegenüber aus? Ein solides Gefühl von Selbstwert ist die Basis dafür, in Erfahrung zu bringen, was du wirklich brauchst und dir rundum guttut. Und auch, um dir selbst die Erlaubnis zu geben, dich kompetent um die Befriedigung deiner eigenen Bedürfnisse zu kümmern. Welche inneren Widerstände bremsen dich aus und welche Menschen arbeiten gegen dich? Über welche Superkräfte verfügst du, ohne es zu wissen? Wie kannst du im Alltag mit deinem Anspruch umgehen, dir selbst höchste Priorität in deinem Leben einzuräumen? Bist du bereit, deinen Fokus zu verschieben, um in deine eigene Kraft zu kommen?

Es geht um so viel mehr als darum, dir öfters mal eine Massage zu gönnen, ohne schlechtes Gewissen mehr Schokolade zu essen oder eine »Verabredung mit dir selbst« zu treffen.

(Als Erkennungszeichen eine rote Rose?) Eine Lebenseinstellung, die eine grundlegende und nachhaltige Wertschätzung dir selbst gegenüber zum Ausdruck bringt, erschöpft sich nicht in beliebigen Wellnessmaßnahmen, die du auf einer Checkliste abhaken kannst, oder in oberflächlichen Genüssen, die kurzfristig für Entspannung sorgen, dich aber sonst nicht weiterbringen. Es geht hier um nichts weniger als darum, dass du die Verantwortung für deine eigenen Bedürfnisse – und damit für dein eigenes Glück, dein eigenes Leben! – übernimmst, und zwar aus voller Überzeugung und auf allen Ebenen deines Daseins.

Warum alle davon profitieren, wenn du für dich selbst sorgst

Dürfen wir das denn?, magst du dich jetzt fragen – uns selbst höchste Priorität im Leben einräumen? Ist das nicht ... grenzwertig oder gar eindeutig egoistisch und damit verwerflich? Es denkt ja ohnehin schon jeder nur an sich, keiner nimmt Rücksicht auf die anderen, alle fahren die Ellbogen aus und preschen hemmungslos durch den Alltag, notfalls über Leichen steigend. Wo soll es dann hinführen, wenn wir alle kollektiv dazu übergehen, uns selbst ins Zentrum der eigenen Aufmerksamkeit zu stellen? Wer kümmert sich dann um die, die wirklich Hilfe von anderen brauchen?

Das ist ein verständlicher Einwand, weshalb gleich hier ein Missverständnis ausgeräumt werden soll: Hier geht es nicht um Selbstsucht und Egoismus, im Gegenteil! Es geht nicht darum, dass du dich ab sofort ausschließlich um dich selbst kümmerst und dir alle anderen egal sind. Wie Audrey Hepburn, Filmstar und spätere Sonderbotschafterin der UNICEF, so treffend bemerkte: »Wenn du älter wirst, wirst du feststellen, dass du zwei Hände hast. Eine, um dir selbst zu helfen, die andere, um anderen zu helfen.«

Es ist nicht nur »schon irgendwie in Ordnung«, dass du für dich selbst sorgst. Es ist sogar notwendig zum Wohle aller! Im Flugzeug wird man immer darauf hingewiesen, dass man im Notfall zunächst die eigene Sauerstoffmaske aufsetzen und dann erst anderen Leuten mit deren Masken helfen soll. Das lässt sich auf die meisten Lebenssituationen übertragen: Du kannst erst dann andere unterstützen, wenn du selbst in einer sicheren Position bist. Du kannst erst dann anderen helfen, sich selbst zu helfen, wenn du weißt, wie das geht. Wenn du dir selbst geben kannst, was du brauchst, bist du stabil – und forderst es nicht in einem Rausch der Bedürftigkeit von anderen Menschen ein, die du damit *über*forderst: Partner*innen, Kinder, Freund*innen, Kolleg*innen und Vorgesetzte. Du projizierst deine Erwartungen dann nicht länger auf deine Umgebung, die anderes zu tun hat, als sie zu erfüllen, und dich deshalb permanent enttäuscht.

Wir können vielleicht nicht alles, was auf dieser Welt aus dem Gleichgewicht geraten ist, aus dem Stand heraus und im großen Stil verändern. Aber wir können im Kleinen anfangen, bei uns. Wenn du nicht für dich selbst sorgst, wer soll es dann tun? Verdienst du es denn nicht, dass dir Priorität eingeräumt wird? Und wem sonst solltest du diesen Job eher zumuten als dir selbst?

Wenn du deine eigenen Bedürfnisse kennst und ernst nimmst, dich mit deinen Erwartungshaltungen auseinandersetzt, klar kommunizierst und aufrichtig handelst, wirst du zufriedener und ausgeglichener. Du schaffst dir den Raum, deine Prioritäten nach eigener Wahl zu setzen und zu berücksichtigen – und zu denen kann auch gehören, anderen zu helfen und dich für Anliegen zu engagieren, die weit über deine Person hinausgehen.

Wir alle brauchen andere Menschen, wir alle brauchen phasenweise die Unterstützung und Fürsorge anderer, und daran ist nichts verkehrt. Aber wir sollten uns nicht von ihnen abhängig machen, sie mit unserer Bedürftigkeit belasten oder uns selbst über die Sorge für andere vergessen. Wenn wir uns auf unsere Eigenverantwortung besinnen, werden wir unsere Beziehungen freier, wertschätzender und respektvoller erfahren. Nichts ist schöner und öffnet das Herz weiter als ein Akt der Liebe, ob er sich nun als kleine Geste oder enorme Heldentat zeigt, ob du ihn empfängst oder gibst. Daran soll nicht gerüttelt werden – stattdessen will ich dir aber die Frage stellen: Wann hast du *dir selbst* das letzte Mal einen solchen Akt der Liebe angedeihen lassen?

Dieses Buch möchte dich nicht dazu motivieren, ohne Rücksicht auf andere mit ausgefahrenen Ellbogen durch die Welt zu rempeln. Aber es möchte dich daran erinnern, dass du dir selbst nicht nur die höchste Priorität in deinem eigenen Leben einräumen *darfst*, sondern sogar *sollst* – im Interesse aller! Dein komplettes Umfeld wird davon profitieren, wenn du mit dir selbst im Reinen bist: erst die Familie, dann der Freundeskreis, die Firma … und letztendlich auch die Gesellschaft, in der du lebst. Unser ganzer Planet würde anders aussehen, wenn er von Menschen bevölkert wäre, die mit einem Gefühl des eigenen Wertes für sich selbst sorgen, statt ihre Erwartungen nach außen zu projizieren und permanent zu versuchen, die Verantwortung für sich auf andere abzuwälzen.

In diesem Sinne gilt:
Was du willst, dass man dir tu – das füg dir lieber selber zu!

WARUM VERSCHAUKELST DU DICH MIT SELFCARE?

Stell dir vor, du fällst vom Fahrrad und brichst dir ein Bein. Also gehst du in die nächste Apotheke. Dort gibt man dir zwei Aspirin. Also gehst du ins Krankenhaus. Dort röntgt man dich und bestätigt, dass dein Bein gebrochen ist. Also gehst du in die Heilpraktikerpraxis. Dort schmiert man ein wenig Arnikasalbe auf dein Bein. Also gehst du zur Orthopädie. Dort bekommst du einen Termin für die Physiotherapie.[1]

Das ist im Grunde Selfcare: kleine, überschaubare Maßnahmen, die sich schnell umsetzen lassen, garantiert nicht schaden und unter gewissen Umständen und für bestimmte Anliegen sogar hilfreich sein können – die aber nicht die Wurzel des Problems anpacken. Wenn dein Job dir die Luft zum Schnaufen abschnürt, wird dich ein Schaumbad nur dann weiterbringen, wenn du es an Bord der Luxusyacht nimmst, die du dir von der Erbschaft gekauft hast, dank der du nie wieder zu arbeiten brauchst. In der eigenen Wanne gelingt es dir sicherlich, deine Gedanken für eine Weile abzuschalten und zu entspan-

1 Ich stelle richtig: Im echten Leben würden sich Apotheker*innen, Ärtz*innen, Heilpraktiker*innen und Orthopäd*innen natürlich niemals so verhalten. Bei aller berechtigten Kritik an der Schulmedizin: Sie arbeitet top bei Beinbrüchen!

nen, was nie verkehrt ist. Aber es wirkt nicht nachhaltig, selbst wenn die Maßnahme mit einer gewissen Regelmäßigkeit und auf Grundlage einer gesunden Einstellung dir selbst gegenüber vollzogen wird. Wenn dein Stress immer mehr wird, wachsen dir sonst irgendwann Schwimmhäute, weil du gar nicht mehr aus der Wanne kommst. Das kann es ja auch nicht sein.

Damit möchte ich Selfcare-Maßnahmen bestimmt nicht schlechtmachen. Sie können starke symbolhafte Wirkung haben als Signal, dass du dir selbst etwas Gutes tun möchtest und dir die Zeit dafür nimmst, weil es dir zusteht. Während diese Maßnahmen als Ausdruck von Anteilnahme am eigenen Wohlergehen durchaus ihre Berechtigung haben, reichen sie aber einfach nicht weit genug und gehen nicht tief genug, um Grundlegendes zu verändern. Ich muss immer grinsen, wenn ich von einer »Verabredung mit dir selbst« lese. Du und dein Selbst, ihr seid schon längst aus der Turtelphase eines prickelnden Flirts heraus; eure Beziehung ist sage und schreibe als eine lebenslange Ehe zu bezeichnen. Inzwischen geht es nicht länger nur darum, sich ab und zu anzuschmachten, sondern darum, gemeinsam den Alltag zu bewältigen. Klar kann man sich dabei immer noch toll finden, das hilft sogar. Aber man sollte nicht übersehen, dass man doch einen entscheidenden Schritt weiter ist (und eine Scheidung sehr aufwändig, um nicht zu sagen, in diesem Fall auf mental gesundem Weg nicht realisierbar).

Wenn du wirklich für dich selbst sorgen willst, gehst du einen Schritt weiter und hinterfragst, wie es mit der Wertschätzung dir selbst gegenüber aussieht. Du wirst keine noch so einfachen und günstigen Maßnahmen ergreifen, dir etwas Gutes zu tun, wenn du das Gefühl hast, damit jemandem etwas wegzunehmen, Zeit zu verplempern, die anderweitig besser genutzt wäre, oder Geld auszugeben, das du andern mehr gönnst als dir. Wenn irgendetwas oder irgendjemand dir immer wichtiger erscheint als du selbst, dein Wohlbefinden und deine Interessen, wirst du in besagtem Schaumbad mit einem so schlechten Gewissen sitzen, dass der ganze Erholungseffekt gleich wieder beim Teufel ist. Und im schlimmsten Fall hast du dich in einen so unkomfortablen Zeitplan eingestrickt, dass selbst diese eine Stunde in der Wanne dich in Verzug bringt und du dich nachher überschlagen musst, um alles nachzuholen, was liegengeblieben ist.

Selfcare-Maßnahmen bergen zudem eine Gefahr, die nicht unterschätzt werden sollte: Sie täuschen vor, dass du dich um dich selbst kümmerst, obwohl du es im Grunde doch nicht tust, nicht wirklich und erst recht nicht aus voller Überzeugung. Sie schaffen eine Illusion von »Zeit für dich« und »sich selbst verwöhnen«, die im Zweifelsfall deinen Argumenten in einer Diskussion (mit dir selbst oder anderen) den Wind aus den Segeln nimmt. »Was hast du denn?«, fragt dann die Familie, wenn du ihr erklärst, dass du nicht länger bereit bist, alles für sie und nichts für dich zu tun. »Du gehst doch einmal die Woche zum Yoga!« (Dass diejenigen, die das sagen, von dir die Wäsche und das Essen gemacht bekommen, während sie jede Woche Stepptanz, Saxofon und Schwimmen haben und darüber hinaus noch soziale Treffen zum Schweinefüttern, wird dabei mit aller Unschuld einer Anspruchshaltung ausgeblendet, die du selbst mitgezüchtet hast.)

Selfcare ist darauf begrenzt, im Rahmen der bestehenden Verhältnisse Erleichterung für dich zu simulieren, ohne an den

Verhältnissen zu rütteln. Ein wenig erinnert das an »Brot und Spiele« der alten Römer: Solange das Volk mit glutenhaltigen Backwaren und Entertainment beschäftigt war, interessierte sich niemand dafür, die suboptimalen Umstände ihrer sozialen Position zu hinterfragen. Ein schwacher Ersatz für eine echte, nachhaltige Veränderung! Stell dir vor, im Vorfeld der Französischen Revolution wären die Unterprivilegierten und Ausgesaugten zu Ludwig XIV. gegangen und hätten gesagt: »Also, Sire, wir wären halt schon sehr an der Abschaffung des Absolutismus, einer Stabilisierung der Staatsfinanzen und Freiheit, Gleichheit und Brüderlichkeit interessiert. Meinen Sie, da ließe sich was machen?« Und der König hätte gesagt: »Na sicher, ihr Lieben, wie wäre es mit Kaffee und Brioche jeden Sonntagnachmittag?«

Dir zu nehmen, worauf du ein Anrecht hast, was dir aber nicht freiwillig gegeben, sondern sogar gewaltsam vorenthalten wird, ist kein Diebstahl. Aber es ist durchaus eine Art von Revolution, wenn du dich auf einmal hinstellst und verkündest, fortan für dich selbst sorgen zu wollen. Du willst nicht nur die Brioche, du willst auch nicht die ganze Bäckerei! Sondern du willst dir immer dann, wenn du Lust darauf hast, selbst etwas Leckeres backen. Selfcare ist die Brioche. Dir dagegen selbst auf Grundlage von Selbstwert und Eigenverantwortung die höchste Priorität im Leben einzuräumen, ist der ständige, ungehinderte Zugang zur komplett ausgestatteten Bäckerei.

Selfcare-Maßnahmen eignen sich übrigens hervorragend dazu, herauszufinden, wie es in dieser Hinsicht um dich bestellt ist. Wenn du das nächste Mal etwas Schönes siehst, das dir gefällt, dann kaufe es. Es braucht nicht mal teuer zu sein. Wie wäre es mit einem Strauß Blumen? Hauptsache, es ist nur für dich, niemand anderes wird etwas davon haben und du wirst es nicht verschenken. Kaufe es, weil du heute so hart gearbeitet hast oder weil du ein wenig Aufmunterung brauchst oder einfach, weil dir – um beim Beispiel zu bleiben – der Strauß wegen seiner schönen Farben aufgefallen ist. Oder hast du gerade wirklich genug und bräuchtest endlich eine Pause? Dann mach dir eine Tasse mit dem Heißgetränk deiner Wahl und gib dir eine halbe Stunde, in der du einfach nur Löcher in die Luft guckst. Die Arbeit läuft in der Zwischenzeit nicht davon, versprochen! Oder will jemand etwas von dir, das deinen eigenen Plänen gar nicht gelegen kommt und du nur aus Hilfsbereitschaft heraus tun würdest, weil du ja »nicht so sein« willst? Dann versuche dich einmal an einem entschiedenen NEIN. (Mehr zu diesem Punkt im Kapitel »Wie kommunizierst du effektiv?«)

Wie fühlst du dich dabei? Gut, wie immer? Oder vielleicht sogar noch etwas besser? Oder hast du ein vages Gefühl, etwas »Verbotenes« getan zu haben, etwas Unerhörtes, etwas, das aus dem üblichen Rahmen fällt? Hast du vielleicht sogar ein schlechtes Gewissen?

Lies in all diesen Fällen weiter. Da wird sicher noch der eine oder andere Groschen fallen.

WER IST WIRKLICH EIN OPFER?

In diesem Buch fällt gelegentlich das Wort »Opfer«. Es bezieht sich allerdings nicht auf jene Menschen, die zum Opfer von Krieg, Gewalt, Verbrechen, Missbrauch oder Misshandlung geworden sind (um nur einige der Dinge zu nennen, die wir Menschen anderen zufügen). Wer Erfahrungen dieser Art gemacht hat, muss alles an Kraft aufwenden, um wieder heil zu werden und sich als selbstbestimmtes Individuum mit Rechten zu erfahren, die auch dann ihre Gültigkeit bewahren, wenn sie jemand auf massivste Weise verletzt. Niemand hat Schuld daran, wenn er oder sie diese Erfahrung machen muss. Wir alle hoffen, dass es uns selbst nicht trifft, und beten innerlich, ob wir nun an Gott glauben oder nicht, dass es auch niemals jene trifft, die wir lieben. Aber wir können nicht verhindern, dass es viel zu oft passiert.

Was wir tun können, ist, dafür zu sorgen, dass es nicht als Kavaliersdelikt oder Schicksalsschlag wahrgenommen wird, als etwas, das man einfach hinzunehmen habe. Wir können dafür sorgen, dass das Opfer nicht beschämt und angefeindet wird und man ihm zugesteht, die Erfahrung auf seine eigene Art zu verarbeiten. Jede*r tut, was für ihn oder sie in diesem Moment möglich ist, und niemand hat das Recht, darüber zu urteilen.

Doch das ist hier nicht unser Thema. Wenn ich in diesem Buch »Opfer« schreibe, meine ich damit selbsternannte »Opfer der äußeren Umstände«: Menschen im vollen Besitz ihrer Handlungs- und Entscheidungsfreiheit, die diese leugnen oder ignorieren, weil es ihnen als der einfachere Weg erscheint. Manchmal beschneiden sie ihre Freiheit sogar aus freien Stücken selbst, um sich so aus der Verantwortung zu stehlen.

Etliches von dem, was in diesem Buch Thema ist, gilt nicht für alle Menschen gleichermaßen. Wenn du beispielsweise kleine Kinder hast, chronisch krank bist oder Angehörige pflegst, kannst du in der Regel über deine Zeit nicht frei verfügen und wirst zu Recht sagen: »Wann soll ich mich denn um mich selbst kümmern? Ich bin ja schon froh, wenn ich ein paar Stunden Schlaf abkriege!« Und ich kann dem nichts entgegnen, ohne wie eine Heuchlerin aufzutreten, da ich nicht in deinen Schuhen stecke und deine Situation nicht aus eigener Erfahrung kenne. Maximal könnte ich dich daran erinnern, dass auch du ein Recht darauf hast, für dich selbst zu sorgen – und darauf hoffen, dass du, wenn du die Gelegenheit dafür siehst, dich auch einmal um dich selbst kümmerst. Abgesehen davon habe ich zu großen Respekt vor dem, was du stemmst, als dass ich dir gegenüber klugscheißen würde.

Allen anderen bleibt das allerdings nicht erspart!

WAS KANNST DU ALS ERSTES TUN?

Beantworte blitzschnell und aus dem Bauch heraus folgende Frage: Für wen schlägt dein Herz? Die Antwort für Fortgeschrittene wäre ein klares: »Für mich!« Alles andere würde anatomisch auch keinen Sinn ergeben (es sei denn, du hättest diese Frage aus dem Jenseits beantwortet und das Leben davor als Organspender*in beendet).

Dein Herz schlägt also für *dich*, unermüdlich und unverdrossen, und pumpt *dein* Blut für *dich* durch *deinen* Körper – damit *du* in der Lage bist, *dein* Leben zu führen. Daran könntest du dich orientieren, wenn du das Gefühl hast, für dich sollte mehr gesorgt werden. Das kannst du auch als Anregung nehmen, wenn du bereit bist, diese Sorge selbst in die Hand zu nehmen, weil es ja sonst niemand tut. (Und auch niemand sonst tun muss, soll, braucht ...)

Was die Ursache für deine Entscheidung ist, mehr und besser oder überhaupt für dich zu sorgen, tut hier nichts weiter zur Sache. Vielleicht ist es konkrete Unzufriedenheit, vielleicht sind es vage Gefühle von Frust und Stress, die dich entweder resignieren lassen oder gereizt machen. Vielleicht fühlst du dich ausgelaugt und hast das Gefühl, dass die Dinge grundsätzlich gegen dich arbeiten. Vielleicht wünschst du dir, jemand würde dich in die Arme nehmen, dir eine starke Schulter zum Anlehnen bieten, dir anerkennend auf die Schulter klopfen – und kommst jetzt auf den Trichter, dass du im Grunde das alles auch selbst bedienen kannst. Es ist kaum damit getan, nur ein paar alte Gewohnheiten zu ändern. Stattdessen könntest du eine grundlegend andere Einstellung dir selbst gegenüber kultivieren. Auf dem Weg dahin gibt es keine »Sieben schnelle Methoden, für sich selbst zu sorgen«, und ich habe auch keine »Zehn beste Tipps für mehr Selbstwert und Eigenverantwortung« anzubieten. Stattdessen möchte ich dich zu einigen Überlegungen anregen, die dich vielleicht motivieren, das Ganze selbst in die Hand zu nehmen.

Die allererste Überlegung ist, dass wir unser Leben nach bestimmten Parametern eingerichtet haben und nicht immer erkennen, dass dies eine Wahl war, die wir auch anders hätten treffen können. Wir fühlen uns den Menschen um uns herum verpflichtet, den Zugeständnissen, die wir gemacht haben, der Arbeit, die getan werden muss – eigentlich allem, nur nicht uns selbst. Wir fürchten, der Schritt aus der gar nicht mal so behaglichen Komfortzone könne im Fettnäpfchen laden. Aber wir lernen eben auch nur dann, wenn wir unseren Allerwertesten über die Schwelle unserer kleinen heilen Welt schieben. An diesem entscheidenden Wendepunkt gibt es Energien, die dabei helfen, diesen Schritt zu wagen. Wenn unser Leben in Romanen Erwähnung fände oder ein Hollywoodfilm wäre, könnten wir sie als »Mentor*innen« bezeichnen. Der Begriff stammt aus der Odyssee von Homer: Mentor war der Name des Lehrmeisters von Odysseus' Sohn. Athena, die Göttin der

Weisheit, schlüpfte gelegentlich in diese menschliche Hülle, um ihrem Liebling Odysseus mit guten Ratschlägen zur Seite zu stehen (… die ihn oft noch tiefer ins Unglück rissen, da er dadurch auf der schwarzen Liste von Göttervater Zeus immer weiter nach oben rutschte).

Im wahren Leben jenseits Literatur, antiker Götterwelt und Hollywood sind es meist keine Menschen, die mit einer konkreten Botschaft vor unserer Tür stehen. (Falls doch, handelt es sich dabei in der Regel um Zeugen Jehovas oder Briefträger*innen.) In den häufigsten Fällen erkennen wir die Mentorenenergie gar nicht gleich, denn sie tritt oft inkognito auf. Sie tarnt sich gern als Unfall, Krankheit, Absage, Umweg, Ungerechtigkeit, »dummer Zufall« oder irgendein sonstiges beliebiges, unerwartetes Ereignis, das uns aus dem Rhythmus unseres gewohnten Lebens wirft und damit auf den Weg bringt. Wenn dir wegen Eigenbedarf gekündigt wird, übernimmt die Kündigung die Mentorenrolle für dich – wenn du es zulässt. Wenn du dir ein Bein brichst, springt der Gips als Lehrmeister ein – wenn du es erlaubst. Vielleicht wirst du auch bei der längst fälligen Beförderung übergangen – klasse Lektion, wenn du sie annehmen magst. Und dann stehst du da (respektive liegst, wie im Falle des Beinbruchs) und kannst einfach nicht länger ignorieren, was da vor sich geht. Doch wenn du dem Ruf des Abenteuers, dich um dich selbst zu kümmern, folgst, setzt der erste Schritt alles Weitere unaufhaltsam in Gang.

Es gibt allerdings auch Mentor*innen, die nicht von außen kommen, sondern die du immer bei dir hast und die dir genau dann in den Hintern treten, wenn du es brauchst. Lass es also am besten gar nicht erst auf einen Unfall ankommen und warte nicht länger darauf, dass Meister Yoda[2] bei dir klingelt und ein Exemplar von *Wachtturm* unter dem kleinen grünen Arm hat – sondern schau nach innen, welche ureigenen Qualitäten dir auf deinem Weg helfen können.

Es geht im Grunde »nur« darum, Eigenverantwortung zu übernehmen und dir die Erlaubnis zu geben, für dich selbst zu sorgen. Das ist eine kraftvolle Entscheidung, die du ganz bewusst treffen kannst.

Eigenverantwortung

»Aus großer Macht folgt große Verantwortung«, stellte der französische Philosoph Voltaire vor bald 300 Jahren fest.[3] Es gilt auch der Umkehrschluss: Wer in die eigene Kraft kommen will, muss bereit sein, Verantwortung zu übernehmen. (Ich weiß, es fällt schwer, das zu glauben, wenn man viele der aktuellen Machthaber anschaut.) »Jetzt mal runter vom Gas«, rufst du da ganz empört und wahrscheinlich völlig zu Recht: »Ich übernehme doch STÄNDIG Verantwortung!« – und führst die Kinder ins Feld, die Haustiere, die Topfpflanzen. Du gehst einem Job nach, zahlst deine Rechnungen und sogar die Strafzettel, gehst auch wählen, wenn es an der Zeit ist. Reicht das denn nicht? Wofür sollst du denn NOCH Verantwortung übernehmen?

(Für dich selbst, dein Glück, dein erfülltes Leben. Eh klar.)

---

2 Meister Yoda ist der niedliche, grüne Lehrmeister von Luke Skywalker in der *Starwars*-Saga. Yodas spitze Tütenohren und seine originelle Syntax sollten nicht darüber hinwegtäuschen, dass er ein enorm mächtiger Jedi-Ritter ist. Er trainiert den unbeholfenen Neueinsteiger Skywalker und bringt ihn so auf seinen Weg.

3 Die *Spiderman*-Filme bringen den Spruch aktuell einem jüngeren Publikum näher.

Sehr oft sind wir mit der »normalen« Verantwortung des Alltagslebens so beschäftigt, dass wir uns vor jeder anderen Art der Verantwortung drücken. Wir sagen den Nachbarn nicht, dass uns ihre lauten Streitereien spätnachts massiv auf die Nerven gehen, sondern ärgern uns lieber im Stillen oder rufen gleich die Polizei. Wir hören weg, wenn jemand in der U-Bahn fremdenfeindliche Parolen herausposaunt. Wir sagen den Vorgesetzten nicht, dass ihre inkompetenten Entscheidungen üble Folgen haben werden – sollen sich doch andere den Mund verbrennen. Wir sitzen manche Dinge so lange aus, bis sie sich von selbst erledigt haben, oder gehen zu Kartenleger*innen oder Gurus, die für uns die Würfel werfen sollen. Hinterher beklagen wir uns dann bitterlich darüber.

Sehr oft ist die Art der Verantwortung, vor der wir uns in diesem Fall drücken, die uns selbst gegenüber. Vor den anderen Verpflichtungen können wir uns ja nicht drücken, ohne dafür zur Rechenschaft gezogen zu werden. Aber wen kümmert es, wenn wir uns selbst vernachlässigen, wer könnte sich darüber beschweren?

Wieder nur du selbst – und du schweigst.

Wir trauen uns im Grunde nur so viel zu, wie wir bereit sind, an Verantwortung zu übernehmen. Wir alle kennen die Kolleg*innen im Büro, die sich nicht zeigen lassen wollen, wie der Drucker funktioniert, weil sie sonst in der Pflicht wären, die leere Patrone bei Bedarf selbst auszutauschen; die Leute, die auf einem Stück Torte mümmelnd ihre Gewichtszunahme beklagen; die ihre Kinder für Lügen bestrafen und selbst bei der Steuererklärung schummeln, als würde es dafür Nachtisch geben; die in ihrer freien Zeit damit angeben, wie spirituell sie leben, während sie über all jene lästern, die es ihrer Meinung nach nicht tun. Wir Menschen sind mit einer eingebauten Widersprüchlichkeit auf den Markt gekommen, und es gab bisher weder eine Rückrufaktion noch ein Update. Wir wollen Partys feiern, ohne hinterher unter einem Kater zu leiden, wollen lange leben, ohne dabei alt zu werden, wollen ständig unseren Kuchen gleichzeitig behalten und aufessen, wie eine bekannte englische Redensart besagt. Dabei wissen wir, dass es so nicht funktionieren kann.

Verantwortung für sich selbst zu übernehmen, hat heutzutage ungefähr denselben Stellenwert, wie jemandem in der U-Bahn den Sitzplatz anzubieten: Es ist nett – aber nicht zeitgemäß. Niemand erwartet es, solange du nicht kriminell wirst. Heutzutage stilisieren sich zu viele Menschen zu den Opfern der sozialen, wirtschaftlichen oder auch meteorologischen Umstände, der zu sehr oder zu wenig autoritären Erziehung, den miesen Gutenachtgeschichten des Vaters oder der kohlenhydratreichen Küche der Mutter in ihrer Kindheit. Keine Verantwortung zu übernehmen, ist aktuell der Status quo. Der T-Shirt-Spruch »Ich wurde so geboren – und was ist deine Entschuldigung?« bringt es leider nur wenig ironisch auf den Punkt: In diesem Fall hat die Realität die Satire längst überrundet.

Beliebtes Beispiel: Wenn man auf einem Amt anruft, um sich zu Recht über irgendeinen Unfug zu beschweren, der dort verbrochen wurde, bekommt man mit ziemlicher Sicherheit als Erstes zu hören: »Dafür bin ich nicht zuständig.« Oder: »Damit hab ich gar nichts zu tun.« Ja, denkste! Wenn du auf diesem Amt, in diesem Betrieb, dieser Organisation arbeitest und jemand mit einer Beschwerde, die dieses Amt, diesen Betrieb, diese Organisation betrifft, auf dich zukommt, dann *bist* du in diesem

Moment dafür zuständig. Du bekommst dein Gehalt nicht dafür, dich im Zweifelsfall zu distanzieren. Wenn du es annimmst, gehst du damit eine Verpflichtung deinen Arbeitgeber*innen gegenüber ein. Die Kund*innen haben üblicherweise ohnehin kein Interesse daran, die Schuldigen ausfindig zu machen, um sie an den Pranger zu stellen, sondern wollen lediglich, dass ihr Anliegen ernst genommen und schnellstmöglich erledigt wird. Ich habe über lange Jahre hinweg oft genug bei Ämtern und »Service«-Hotlines angerufen, in verschiedenen mentalen Varianten von milder Irritation bis hin zu schäumender Wut, um schnell zu erkennen, ob mein Gegenüber dieses grundlegende Prinzip kapiert hat oder nicht. Wenn er oder sie sich entschuldigt, ohne das ganze Elend persönlich verursacht zu haben, ist mir der Wind schon zum großen Teil aus den Segeln genommen, und ich entspanne mich. Und wenn er oder sie dann auch noch Vorschläge macht, wie mein Problem zu lösen sei, bin ich sofort wieder beruhigt und schnurre friedlich vor mich hin.

Dieses Phänomen erstreckt sich auch auf den privaten Bereich. Wir suchen oft reflexhaft nach möglichen Sündenböcken oder Ausreden, statt uns lösungsorientiert mit dem, worum es gerade geht, auseinanderzusetzen. Wann hast du das letzte Mal erlebt, dass Schuldzuweisungen etwas anderes bringen, als sämtlichen Handlungsspielraum einzufrieren und den Dialog im Keim zu ersticken? Das gilt auch für Schuldzuweisungen, die du gegen dich selbst richtest.

An dieser Stelle ist es sicher hilfreich, zwischen »Verantwortung« und »Schuld« zu unterscheiden. Natürlich habe ich keine Schuld daran, wie ich auf diese Welt komme; ob ich als Kind drogenkranker Eltern geboren, von einem rechtsradikalen Paar adoptiert oder als Eizelle einer alleinstehenden Frau im Reagenzglas befruchtet wurde. Und dennoch trage ich die Verantwortung dafür, wie ich meinen Weg auf dieser Erde gehe. All diese Umstände bilden eine Realität, mit der ich mich auseinandersetzen muss, wenn ich mein Leben nicht in untätiger Opferhaltung verbringen will.[4] Es gilt zu akzeptieren, was außerhalb, und zu ändern, was innerhalb meiner Kompetenz ist. Es gilt, jede Entscheidung bewusst zu treffen, ohne mich nachträglich von ihr zu distanzieren, selbst wenn es eine »schlechte« Entscheidung war, das heißt, ihre Folgen nicht die sind, die ich mir erhofft hatte. Das ist eine mögliche Definition von Eigenverantwortung. Ihre Alltagstauglichkeit muss jeder für sich selbst überprüfen.

»Der Preis der Größe heißt Verantwortung«, meinte schon Winston Churchill (der in seiner knapp bemessenen Freizeit eifrig daran arbeitete, es auf die Liste der größten Aphoristiker*innen des 20. Jahrhunderts zu schaffen). Du kannst nur dann eine Entscheidung treffen, wenn du auch ihre Folgen zu tragen bereit bist.[5] Je mehr du zu tragen bereit bist, desto größer wird dein Aktionsradius. Eigenverantwortung gibt uns eine neue Form der Freiheit: Wir können uns jede Suppe einbrocken, wenn wir bereit sind, sie auch wieder auszulöffeln.

Wenn du für dich selbst sorgen willst, musst du bereit sein, die Verantwortung für deine eigenen Taten zu übernehmen … respektive dir erst einmal erlauben, das zu tun.

---

4 Dieses erhellende Konzept von Schuld und Verantwortung wird auch bei der Familienaufstellung nach Hellinger angewandt.

5 Denk daran, wenn du deinen Freund*innen gute Ratschläge erteilst, deren Konsequenzen nicht DU zu spüren bekommen wirst, sondern SIE.

Erlaubnis

Wir alle haben mehr Macht, als wir uns gemeinhin zutrauen. Wir wollen es nur nicht glauben, denn es war nie Schwerpunkt unserer Erziehung, uns darauf hinzuweisen. Im Gegenteil! Das konventionelle Schulsystem arbeitet mit Angst vor Bestrafung, Bloßstellung und schlechten Noten, um die Kinder zum Lernen anzuregen. Dass das ähnlich motivierend wirkt wie ein Schulausflug in den Schlachthof, wird dabei vehement ignoriert. Unsere Gesellschaft baut auf dem individuellen Mangelbewusstsein auf, um uns zu Konsum und Leistung zu manipulieren. Nur dann, wenn wir glauben, nicht gut, schön, schlau, erfolgreich, was auch immer genug zu sein, sind wir bereit, Dinge zu kaufen, die uns genau dies versprechen, und Dinge zu tun, die uns das Geld zum Kauf verschaffen. Später dann, wenn wir im Glauben an unseren Mangel und unser Unvermögen eingewickelt sind wie Würstchen im Blätterteigmantel, versuchen wir das, was wir in unserem Leben vermissen, von irgendwo anders her zu bekommen: Unsere Partner*innen sollen uns glücklich machen, unsere Kinder uns Erfüllung bringen, unsere Jobs unser Bedürfnis nach Anerkennung kompensieren, unser Wohlstand uns die Illusion von Sicherheit vermitteln.

Dabei übersehen wir völlig, dass wir all dies uns selbst geben können, von der Umarmung bis hin zum Tritt in den Hintern. Mehr noch: Es kann von nirgendwoher sonst kommen als aus unserem eigenen Inneren. Das, was wir im Außen suchen, werden wir nie finden, wenn wir nicht eine innere Entsprechung dazu in uns selbst tragen, wo das Gesuchte »andocken« kann. Wer nicht bereit ist für eine glückliche Beziehung, weil es noch zu viel aus der Kindheit aufzuarbeiten gibt, wird an potenziellen Traumpartner*innen vorbeilaufen, als wären sie Parkuhren. (Und wird, wenn es ganz blöd läuft, eventuell sogar versuchen, Münzen einzuwerfen.)

Komiker und Münchner Original Karl Valentin brachte das Dilemma nonchalant auf den Punkt, als er sagte: »Mögen hätt ich schon wollen, aber dürfen hab ich mich nicht getraut!« Und so geht's den meisten. Was zwischen uns und unserer Bereitschaft, für uns selbst zu sorgen, steht, sind also lediglich unsere Erziehung, unser soziales System, lebenslanges Mangelbewusstsein und ein schwach ausgeprägtes Selbstwertgefühl. Eine gute Portion Angst darf natürlich auch nicht fehlen.

Unterm Strich also nichts, was du nicht stemmen könntest – wenn du es dir erlaubst. Du *darfst* an deine eigene Macht glauben, dir deine eigenen Schwächen verzeihen, Fehler machen, individuelle Ziele anstreben und dich dabei rundum gut fühlen. Du *darfst* für dich selbst sorgen. Du brauchst dafür nur deine eigene Erlaubnis, denn die ist es, worauf es letztendlich ankommt.

Das glaubst du nicht? Oder stellst dir vor, es könne schwer sein? Warum? Wer oder was ist die Autorität, die dir da in den Arm fällt und dich daran hindert, für dich selbst zu sorgen? Wer oder was müsste auftauchen und dir sagen, dass du darfst, damit du dir sicher sein kannst, wirklich zu dürfen?

Diese Fragen kannst nur du selbst beantworten. Aber gleich vorneweg: Es ist höchst unwahrscheinlich, dass bei dir im Briefkasten irgendwann eine offizielle Genehmigung des Universums landet, dass du das tun darfst, was du tun willst. Es gibt kein Amt, das dir die Erlaubnis, dich um dich und deine ureigenen Belange selbst zu kümmern, ausstellen könnte. Deine Eltern konnten eine Zeitlang so tun, als hätten sie diese Kompetenz, aber tatsächlich hörte das spätestens mit deiner Volljährigkeit auf. Der charismatische Guru von nebenan würde sie dir sicher gern gegen einen kleinen Unkostenbeitrag geben – aber mit seiner Erlaubnis kannst du lediglich die Badewanne putzen, ohne dass sie sauber wird. Und der allmächtige Gott in seinen unzähligen Erscheinungsformen hat sie dir bei Geburt erteilt, wenn nicht schon zuvor, weil dein Leben hier auf der Erde auch für das allerhöchste Wesen sonst relativ witzlos wäre.

Wer also sollte dir erlauben, diese Entscheidung zur Eigenverantwortung zu treffen, damit du wirklich glaubst, dass du es darfst?

Unter Umständen hilft dir ja ein kleines Ritual, die Erlaubnis zu erteilen – oder anzuerkennen, dass sie eh schon längst vorliegt. Wie das aussehen kann, bleibt dir überlassen. Die einen wollen es mit Blut besiegeln, die anderen lieber darauf anstoßen. Einige steigen auf die nächstgelegene Anhöhe, schauen bedeutungsvoll um sich und sagen dann feierlich: »Ich gebe mir die ultimative Erlaubnis.« Manche murmeln einfach »jaja, passt schon« und lesen dann zügig weiter. Alles eine Frage des Temperaments.

Wie du es machst, ist wirklich gleichgültig. Es wäre aber zu begrüßen, wenn deine individuelle Erlaubnis, auf welche Weise auch immer, folgende inhaltlichen Punkte umfassen würde:

- Erlaube dir, nach bestem Wissen und Gewissen jede, aber auch jede Entscheidung zu treffen, die dein eigenes Leben betrifft.
- Erteile dir die ultimative Vollmacht über dein Leben inklusive sämtlicher Lehrerfahrungen, die du dabei machst

(und die ahnungslose Zeitgenoss*innen als »Fehler« bezeichnen würden).

- Stelle dir eine unbegrenzte Genehmigung aus, dich um dich selbst zu kümmern, die jeden Bereich deines Lebens betrifft und erst mit deinem Ableben erlischt (oder in anderer Form weitergeführt wird, je nach individuellem Glauben).
- Im Besonderen erlaube dir feierlich und mit leichtem Zittern in der Stimme, ab sofort für dich selbst zu sorgen und dir selbst die höchste Priorität in deinem Leben einzuräumen.

Entscheidung

Die Qual mit der Wahl … ist in Wirklichkeit unsere größte, wenn nicht sogar die einzige Freiheit. Denk an Eva und den Apfel, denk an Skylla und Charybdis,[6] denk an den Besuch in der Bäckerei heute Morgen, wo du dich Ewigkeiten lang nicht zwischen der Quarktasche und dem Kirschplunder entscheiden konntest oder ob du nicht lieber ganz auf den Süßkram verzichten und stattdessen ein trockenes Brötchen nehmen oder gar die kleine Ökobäckerei am anderen Ende der Straße unterstützen solltest.

Jeden Moment jedes Tages unseres Lebens treffen wir unzählige Entscheidungen, die immer weniger »gut« werden, je weiter der Tag fortschreitet.[7] In der Regel erledigt das unser Autopilot für uns nach den Parametern, die wir, bewusst oder

---

6 Meeresungeheuer, die laut griechischer Mythologie in der Straße von Messina lebten, quasi rechts Pest und links Cholera.

7 »Gut« im Sinne von: unseren Absichten und Zielen entsprechend, siehe Süßkramverzicht, Projektverfolgung, Werteumsetzung. Unser Reservoir an Willenskraft ist beschränkt und erschöpft sich schnell, so dass wir in der Regel bald nach dem Mittagsessen wieder in alte Muster zurückverfallen. Wie man Willenskraft trainieren kann, ist hier nachzulesen: R. Stritzelberger, P. Gerst: *Willensstärke: Energie freisetzen und Ziele erreichen*, Haufe TaschenGuide.

unbewusst, irgendwann einmal festgelegt haben. Es bedarf einer gewissen Willensanstrengung, eine Entscheidung einmal mit Bedacht, Aufmerksamkeit und Nachdruck zu treffen. Mal ganz abgesehen davon, dass wir von den »großen« Entscheidungen gern völlig überfordert sind: Ans Meer oder in die Berge? Den alten Job behalten oder eine neue Herausforderung riskieren? Kinder oder keine? Fast so, als hätten wir es in der Hand, wie die Sache ausgeht! Wenn wir A wählen und sich das dann als »Griff ins Klo« herausstellt, denken wir unwillkürlich, dass sich die Dinge bei der Wahl von B besser entwickelt hätten. Dabei können wir das nicht wissen, niemals, unter gar keinen Umständen – denn wir haben uns ja für A und nicht für B entschieden! Schrödingers Katze lässt grüßen. Vielleicht hätte sich B als Griff in den Müllhäcksler herausgestellt. Ich kenne dich und deine Präferenzen nicht, aber ich für mein Teil ziehe da die Toilette für einen Fehlgriff fraglos vor.

Es ist das Elendste überhaupt, über verschüttete Milch zu jammern: nicht nur sinnlos, sondern auch zermürbend. Die eigene Energie ist immer besser darin investiert, sich mit der aktuellen Situation auseinanderzusetzen, wie sie sich halt gerade präsentiert, statt sie in einer Endlosschleife wieder und wieder in die Vergangenheit zur Entstehung besagter Situation zu schicken, als ob man sie dadurch ändern könnte. Es wäre also eine gute Entscheidung, die Folgen von Entscheidungen zu akzeptieren, ohne sich gleich mit in den Müllhäcksler zu stürzen.

Die Entscheidungsfreiheit, die uns oft so stresst, ist wirklich das Beste, was uns passieren kann. Sie ermöglicht, alles von jetzt auf nachher in einen vollkommen anderen Kontext zu rücken, mit denselben Dingen völlig andere Erfahrungen zu machen, sie komplett anders wahrzunehmen. Es ist unsere Wahl, ob wir Fehler machen oder stattdessen Lernerfahrungen sammeln wollen. Es ist auch unsere Wahl, ob wir eine Entscheidung klar und bewusst treffen … oder uns dafür entscheiden, lieber so lange unentschlossen hin und her zu schwanken, bis alles zu spät ist. Wir haben nicht in der Hand, was uns im Leben trifft, ob Mietpreiserhöhung, Magenverstimmung und Meteoritenschauer. Doch wir können frei entscheiden, wie wir darauf reagieren. Auch wenn wir es gern glauben würden, ist es einfach nicht wahr, dass wir, wenn eine Sache X passiert, nur mit Y darauf reagieren können. Das ist eine Wald-und-Wiesen-Konditionierung, weil wir einfach schon so oft mit Y auf X reagiert haben und weil alle in unserer Umgebung mit Y auf X reagieren. Wenn du ein Knöllchen fürs Falschparken bekommst, ärgerst du dich. Das erscheint dir als Gesetz der Natur: Wenn es regnet, wird der Boden nass. Du könntest auch mit den Achseln zucken oder dein Auto durch ein Fahrrad ersetzen. Du könntest dich freuen, dass die Beamt*innen ihre Arbeit so gewissenhaft machen oder es zum Anlass nehmen, bei der nächsten Gemeinderatswahl zu kandidieren und dann für mehr Parkhäuser in der Stadt zu sorgen. Reflexhaft immer nur Y zu wählen, ist nichts anderes als ein Mangel an Kreativität.

Ein Vorschlag für Neueinsteiger: Du könntest dich auch ärgern, weil dir diese Art der Reaktion einfach so vertraut ist – und dir dabei doch bewusst sein, dass dein Ärger deine freie Entscheidung ist und dir auch andere Optionen zur Verfügung stünden, auf dieselbe Sache zu reagieren. Das wäre ein Anfang. Egal, was passiert, und egal, wie du darauf reagierst:

Vergegenwärtige dir, dass es deine Wahl ist. Deine Reaktion beruht auf keinem Naturgesetz, sondern auf deiner eigenen Entscheidung.

Unsere Gefühle machen es uns in der Regel nicht einfach, dies zu erkennen, sondern führen sich im Zweifelsfall wie ein Rudel Tasmanischer Teufel beim Anblick eines leckeren Kadavers auf.[8] Verweise sie zurück in ihr Körbchen respektive den Regenwald der gemäßigten Zone oder lass sie tollen, ganz nach Belieben. Mach mit diesen verwirrten Gefühlen, was du willst, aber gib ihnen nicht zu viel Gewicht. Sie sind es nicht wert: Sie schlagen dich mit Blindheit, führen dich in die Irre und verändern sich darüber hinaus im Handumdrehen, um dir bei nächstbester Gelegenheit in den Hintern zu beißen.

Für dich selbst zu sorgen, ist eine Entscheidung, die du bewusst und voll Vertrauen treffen kannst – wenn du es willst. Du darfst das Beste daraus machen!

---

8 Tasmanische Teufel, die nicht im Rudel leben, sich aber gelegentlich zum Essen treffen, verdanken ihren unbegründet schlechten Ruf tatsächlich ihren Tischmanieren in Kombination mit unglaublich kraftvollen Kiefern. Sie sind nach den Schwarzen Piranhas die Tiere mit dem höchsten Beißkraftquotienten – 14-mal höher als der des Weißen Hais! (Auszug aus meiner persönlichen *Enzyklopädie Unnützen Wissens*).

WIE GEHST DU UM MIT …?

Für dich selbst zu sorgen, umfasst alle Bereiche des Lebens. An erster Stelle steht natürlich der materielle Aspekt. Ich gehe davon aus, dass du, wenn du dieses Buch kaufen konntest und die Zeit hast, es zu lesen, dir keine Gedanken darum machen musst, woher deine nächste Mahlzeit kommt und wo du heute Nacht schlafen wirst.[9] Existenzielle Sorgen dieser Art beschäftigen viel zu viele auf dieser Welt, auch und sogar in unserer so wohlhabenden und sozialen Gesellschaft – doch du gehörst zum Glück nicht dazu. Du magst deine Probleme haben, was Finanzen, Arbeit, Gesundheit, die Familie anbelangt, und die sollen nicht verharmlost oder ignoriert werden. Vielleicht weißt du nicht, wie du die nächste Rate deines Kredits abzahlen kannst und wo du nächsten Monat schlafen wirst, weil dir die Wohnung gekündigt wurde und du keine neue findest. Das wäre zwar nicht unmittelbar lebensbedrohlich, aber dennoch im Kontext unseres Lebens in einer westlichen Industrienation alles andere als angenehm. Die Fähigkeit, deine materiellen Grundbedürfnisse ohne fremde Hilfe erfüllen zu können, sollte deshalb nicht gering geschätzt oder durch überzogene Ansprüche abgewertet werden. Glückwunsch, wenn du dazu in

---

9 Ich kann mich irren.

der Lage bist! Das ist nicht selbstverständlich, und damit hast du die erste Hürde bereits genommen.

Schauen wir uns also hier die anderen Bereiche an, diejenigen, bei denen dir vielleicht gar nicht bewusst ist, ob, wie und in welchem Umfang du gut für dich sorgst. Ich habe dafür folgende gewählt, die ich als relevant empfinde: Gesundheit, Bedürfnisse, Zeit, Raum, Kapazitäten, Interessen, Spiritualität, Geld, Sexualität, Partnerschaft, Familie, andere Menschen und du selbst.[10]

Es geht hier nur um dich. Ein einzelner Bereich hat hier nicht für alle Gültigkeit, und sich mit anderen zu vergleichen oder dort Erfolg zu suchen, wo sie ihn gefunden haben, ist einer der schnellsten Wege ins eigene Unglück. Wir alle haben unsere ganz eigenen Erfahrungen und Veranlagungen, Methoden und Möglichkeiten, und unsere Lebensumstände sind nicht immer wirklich vergleichbar. Wir können uns von anderen inspirieren lassen, sollten aber der Versuchung widerstehen, sie zu kopieren. Schau deshalb ein wenig näher hin und erfahre so ein wenig mehr über dich selbst. Über die Möglichkeiten, die du bereits nutzt, und das Potenzial, das du noch nicht ganz ausschöpfst. Über die Grenzen, die du dir selbst steckst und die eventuell eine gute Funktion erfüllen, vielleicht aber auch erweitert werden könnten. Über die Überzeugungen (auch »Glaubenssätze« genannt), die deinen Gedanken, Erwartungen, Handlungen zugrunde liegen und meist nicht hinterfragt werden. Wo und wie kommt ins Spiel, ob und dass du dir selbst höchste Priorität einräumst?

---

10 Es gibt sicher noch mehr Kategorien, die ich nicht auf dem Radar habe.

… deiner Gesundheit?

Ohne Gesundheit, dieses von den damit Gesegneten meist nur auf Glückwunschkarten berücksichtigte Gut, geht erstmal gar nichts. Da Gesundheit witzigerweise, solange vorhanden, mit der allergrößten Selbstverständlichkeit ignoriert wird, setze ich sie hier an die Pole-Position. Wenn du krank bist, ist das oberste und oft auch einzige Ziel die Wiederherstellung der Gesundheit oder wenigstens die Linderung der Beschwerden. Alles andere kann warten. Wenn du mit gesundheitlichen Problemen zu tun hast, bist du wahrscheinlich schon ziemlich versiert darin, für dich selbst zu sorgen, denn du wirst erkannt haben, dass es nicht damit getan ist, dich zurückzulehnen und die Ärzt*innen machen zu lassen. Gute Medizinmenschen betrachten ihre Patient*innen als gleichberechtigte Partner*innen, die sie in ihre Arbeit miteinbeziehen, indem sie sie darüber informieren, welche Diagnose sie stellen, was dies für die Betroffenen bedeutet, wie vor diesem Hintergrund die Symptome zu bewerten sind, was sie sich von dem Medikament versprechen, das sie verschreiben, und was die Patient*innen selbst tun können, um die Genesung zu unterstützen. Schlechte Ärzt*innen geben nicht zu, wenn sie keine Ahnung haben, nuscheln ein Fremdwort in ihren (mentalen) Bart und verteilen Medikamente wie Almosen, Hostien oder Bonbons, die auf Faschingsumzügen geworfen werden.

Mein Motto hier ist: »Wer heilt, hat Recht.« Ganz gleich, ob es sich dabei um einen Medizinmann oder ein Kräuterweiblein handelt, eine Oberärztin oder ein YouTube-Video, nach dessen Anleitungen du dich selbst therapierst.[11] Ich habe zwar schlechte Erfahrungen mit der Schulmedizin gemacht und eine entsprechend wenig enthusiastische Meinung von ihr und ihren Möglichkeiten – bin mir aber bewusst, was sie leisten kann und dass andere Menschen andere Erfahrungen aufzuweisen haben. Doch bei allem notwendigen Vertrauen in die heilende Zunft: Auch hier sollte man die eigene Verantwortung nicht komplett auf Urlaub schicken. Ist dir schon einmal aufgefallen, dass du eher bereit bist, deinen Friseursalon zu wechseln, wenn du nicht zufrieden bist, als die Arztpraxis im entsprechenden Fall, obwohl es dort um viel mehr als nur ein paar Haare geht? Ich habe zu viele wertvolle Zweit- oder Drittmeinungen gehört, als dass ich mich, wenn es darauf ankommt, mit einer einzigen zufriedengeben würde.[12]

Vieles, was die Gesundheit anbelangt, ist Allgemeingut. Wir alle wissen, dass Gemüse besser für uns ist als Fertignahrung, dass Süßigkeiten in etwa so viele Vitamine haben wie die Verpackung, in der sie eingewickelt sind, und dass Bewegung an der frischen Luft auch dann Sinn ergibt, wenn man nicht am Eisenmensch-Wettkampf teilnehmen möchte. Und dass wenig Schlaf, viel Alkohol und Fastfood vor dem Fernseher die Gesundheit fördern, stellt sich ebenfalls mit schöner Regelmäßigkeit als unbestätigtes Gerücht heraus, ganz gleich, wie

11 Womit ich nicht sage, dass du das tun solltest. Aber die Wege, auf denen du Heilung findest, sind vielfältiger, als uns die Schulmedizin glauben lässt.

12 Bei meiner eigenen medizinischen Odyssee habe ich ein Dutzend Ärzt*innen konsultiert, bevor ich die eine gefunden habe, die mich mit den bemerkenswerten Worten »Ich kann Ihnen nicht helfen!« dorthin schickte, wo man mir letztendlich helfen konnte.

viele Leute ihr Leben der selbstlosen Erforschung dieser These widmen.[13]

Anderes ist so individuell, dass du selbst gefordert bist, auf den Trichter zu kommen, was für dich wirkt. Rohkost schenkt den einen rosige Teints und den anderen Blähungen; Kraftsport macht manche fit und manche kaputt; etliche setzen erfolgreich Kräutertees bei Unwohlsein ein und manchen wird erst richtig übel, wenn sie Kamille nur riechen. Ich bin überzeugt davon, dass jeder von uns über eine Körperintelligenz (KI) verfügt, die klare Ansagen macht, was uns guttut und was mit Vorsicht zu genießen ist. Wenn ich davon erzähle, höre ich jedes Mal die erstaunlich originelle Entgegnung: »Haha, wenn ich auf meinen Körper statt mein Gehirn hören würde, wäre ich faul und fett!« Was natürlich ausgemachter Quatsch ist. Körperintelligenz ist *nicht* das, was dich zu Süßkram greifen und die Freizeit in der Yogahaltung »mit dem Sofa verschmelzende Qualle« verbringen lässt – sondern das, was dir schon beim Anblick oder Geruch einer Speise, Creme etc. vermittelt, wie sie auf dich wirken wird. Am deutlichsten findet sie ihren Ausdruck während Schwangerschaften, wo sie in Form überwältigender Gelüste dafür sorgt, dass der Körper bekommt, was er braucht. Oft kommt sie auch bei einem Kater zu Wort, wenn der Körper das übliche Frühstück verweigert und stattdessen nach Salzigem verlangt. Die KI lässt dich auch spüren, wie Kaffee auf deinen Organismus wirkt und was passiert, wenn du Schokolade isst. Sie ist zuverlässig, wird aber in der Regel nicht wahrgenommen, weil ihre Ansagen von Geschmacksverstärkern, Zucker und denaturierten Produkten

---

13 Immerhin schlafe ich ausreichend.

überkleistert werden. Oder aber sie wird wahrgenommen und ignoriert, weil wir es uns nicht wert sind, auf unsere Gesundheit zu achten.

Der Zugang zur KI erfordert ein wenig Schulung.[14] Aber du kannst klein einsteigen und erst einmal nur wenige Momente jeden Tag investieren, um ein wenig zu »lauschen«: Wie fühlst du dich vor dem Essen, wie spricht dich die Mahlzeit an, die vor dir steht, wie fühlst du dich hinterher? Dies gilt auch für das Trinken, körperliche Aktivitäten oder »Freizeitvergnügen« wie Fernsehschauen.

Auf diese Weise wirst du schnell erfahren, wie oft du ein deutliches Signal uminterpretierst, wie es dir in den Kram passt, nicht deinem Körper. Wenn du bei der Arbeit müde bist und eigentlich ein wenig abspannen solltest, greifst du wahrscheinlich zum Kaffee statt zum Kopfkissen? Das heißt, du gibst dem Körper genau das Gegenteil von dem, was er verlangt. In den meisten Jobs wird es leider nicht gern gesehen, wenn müde Mitarbeiter*innen mit einem Kissen unter dem Arm in den Konferenzraum wanken, um dort die Augen ein wenig auszuruhen. Aber vielleicht findest du Alternativen zum Kaffee, die wenigstens ein bisschen in Richtung Ruhe gehen? Autogenes Training, ein Gang um den Block, eine kleine Nackenmassage oder Akupressur wären mögliche Optionen. Vielleicht sogar einmal früher gehen, anstatt halblebig im Bürostuhl zu hängen, und die verpasste Stunde nachholen, wenn du fitter bist?

---

14 Wie man das macht, lehrt beispielsweise die Mitte der 1960er-Jahre entwickelte Instinctotherapie, die darauf aufbaut, dass der Mensch mittels Geruchs- und Geschmackssinn ermitteln kann, wie ein (naturbelassenes) Lebensmittel im Moment auf ihn wirkt. Dies ist nur einer von etlichen Ansätzen dazu.

Es ist mir unerklärlich, weshalb so viele Arbeitgeber*innen auf dem sturen Absitzen der Arbeitszeiten beharren, auch wenn man völlig schlapp weniger erledigt bekommt und Schludrigkeitsfehler macht, die später korrigiert werden müssen.

Es ist ebenso unerklärlich, warum sich so viele Arbeitnehmer*innen mit Erkältung, Grippe und milden Varianten der Beulenpest ins Büro schleppen. Dies ist kein Ausdruck einer gesteigerten Arbeitsmoral, sondern eindeutig Ausdruck mangelnder Kompetenz, für sich selbst zu sorgen. Ihren fiebrig glänzenden Augen kann man die Sehnsucht nach einer »Held*in der Arbeit«-Auszeichnung mitleiderregend deutlich ablesen. Sie handeln, ganz klar, aus den edelsten Motiven: Sie wollen das Team nicht hängenlassen, die Deadline einhalten, ihre Unersetzbarkeit unter Beweis stellen, alle anderen Weicheier beschämen … die Gründe sind ebenso vielfältig wie schwachsinnig. Fakt ist: In der Regel machen kranke Leute Fehler, die ihnen im fitten Zustand nicht unterlaufen wären. Außerdem stecken sie auf ihrem Passionsgang gern noch die anderen Kolleg*innen an. Und zu guter Letzt verschieben sie so den Ausbruch der Krankheit nur ein wenig nach hinten: Sie wird auf jeden Fall kommen, und je später, desto schlimmer.

Wenn du dagegen mit einem »Männerschnupfen«[15] im Bett bleibst, erstickst du so Heftigeres im Keim, und dein Körper muss nicht gleich zu den dicken Keulen greifen, um auf seine Bedürfnisse aufmerksam zu machen. Manche Menschen sind in der Lage, unmissverständliche Signale massiver Überarbeitung vollkommen auszublenden. Sie stehen so lange jeden

15 Ist völlig unabhängig vom Geschlecht. Ich leide auch wie ein Tier, wenn ich erkältet bin.

Tag tapfer auf und quälen sich zur Arbeit, bis sie eines Tages schlicht gar nicht mehr aufstehen können und gleich für Monate außer Gefecht gesetzt sind. Das kannst du natürlich auch so handhaben, wenn du willst. Aber mach dir dann wenigstens klar, dass nicht deine Vorgesetzten am Burnout schuld sind, sondern du selbst dafür verantwortlich bist.

Wer mit einer chronischen Krankheit zu kämpfen hat, wundert sich oft darüber, wie leichtfertig die Gesunden mit ihrer Gesundheit umgehen – fast so, als wäre dies ein Computerspiel und sie hätten noch eine Handvoll Ersatzleben in petto. Gesundheit ist übrigens nicht nur die Abwesenheit von Krankheit, sondern äußert sich in einem rundum fühl- und sichtbaren Wohlergehen, in einem konstant hohen Energielevel und dem geschmeidigen Ablauf sämtlicher Körperfunktionen.

Wie ist es bei dir? Ist deine Gesundheit der Bereich, wo du die meisten Abstriche machst, weil es einfacher erscheint, eine Schmerztablette zu schlucken, als der Ursache deiner Beschwerden auf den Grund zu gehen? Verlangst du von deinem Körper, dass er wie eine Maschine funktioniert, weil du dir Schwäche nicht erlauben kannst? Erscheint dir die Beschäftigung damit als ein Luxusproblem angehender Hypochonder? Treibst du Raubbau mit ihr, weil du deine Gesundheit (und dich!) nicht wertschätzt und achtest?

Oder siehst du Beschwerden und Symptome als klare Zeichen, dass etwas nicht rundläuft, und setzt dich damit konstruktiv auseinander? Konstruktiv bedeutet hier: ohne in Selbstmitleid zu versinken oder sämtliche Verantwortung an die Medizin abzugeben. Gesundheit ist nicht gerecht verteilt; auch hier kannst du mit Problemen zu tun haben, die du nicht selbst verursacht hast. Aber es hilft nichts: Es ist dein Körper, also musst du dich um ihn kümmern.

… deinen Bedürfnissen?

Stell dir vor, du holst dir einen jungen Hund ins Haus. Du fütterst ihn mit dem Futter, das noch von seinem Vorgänger (einem Sittich mit übermäßigem Freiheitsdrang) übrig ist. Du lässt ihn frei in der Wohnung tollen, führst ihn aber nicht Gassi, weil das die Nachbarn mit ihrer Katze auch nicht machen. Dafür teilst du dein Feierabendbier redlich mit ihm. Und dann wunderst du dich, dass er unausgeglichen ist und regelmäßig auf den Teppich kotzt. Niemand mit auch nur einem Hauch gesunden Menschenverstandes würde sich ein Tier anschaffen, ohne sich damit vertraut zu machen, was es braucht.

Du erkennst sicher, in welche Richtung dieser (möglicherweise wenig elegante) Vergleich hinken will: Weißt du, was du selbst wirklich brauchst? Und wenn du weißt, was du brauchst: Macht es einen Unterschied in deinem Leben?

Um die eigenen Bedürfnisse zu kennen, muss man sich selbst kennenlernen – sich so, wie man eben ist, erkunden, als sei man Venedig in der Nebensaison.[16] Das Selbstbild, das wir von uns haben, stimmt meistens nicht mit den realen Menschen überein, als die wir im Leben unterwegs sind: Wenn du glaubst, dass du ein robuster Wind-und-Wetter-Typ bist, und dich dann bei Regen nicht vor die Tür traust, ist dein Selbstbild wahrscheinlich nicht nah dran an der Realität. Wenn du meinst, du wärst

16 Ungestört von Menschenmassen, neugierig, aufgeschlossen und letztendlich überwältigt.

weltgewandt, und dann den Besuch eines ethnischen Lokals verweigerst, weil du dessen Küche nicht kennst, bist du eventuell nicht ganz so offen für Neues, wie du gern wärst. Und wenn du Leute beneidest, die allein um die Welt reisen, und daheim nicht einmal allein ins Kino gehst, kannst du dir diesen Neid auch sparen.

Die Frage ist, wer wir jetzt sind, und nicht, wer wir sein wollen oder zu sein glauben oder sein werden (oder vielleicht in einem früheren Leben einmal waren, falls du an Reinkarnation glaubst). Und natürlich ist das, was du brauchst, nicht unbedingt identisch mit dem, was du willst – und ganz sicher nicht mit dem, was andere brauchen. Und nicht immer brauchst du heute auch das, was du gestern noch brauchtest, sonst wäre es ja auch zu einfach.

Deine wahren Bedürfnisse kannst du nur mit Selbstreflexion und gnadenloser Aufrichtigkeit in Erfahrung bringen. Brauchst du Ruhe oder Anregung, Abwechslung oder Routine? Soll es schnell gehen oder gemächlich, intensiv in die Tiefe oder extensiv in die Weite? Hast du dich in der letzten Zeit mehr und nachhaltiger verändert, als du mitbekommen hast? Fragen dieser Art können dabei helfen:

- Worüber freust du dich immer, zuverlässig und jedes Mal?
- Was hast du als Kind schon immer am liebsten getan? Wovon hast du geträumt?
- Wann und wobei hast du dich das letzte Mal richtig gut gefühlt, abgesehen vom Schlafen, Essen, Sex? Oder falls du dich bei diesen Dingen nicht gut fühlst, woran könnte das liegen?

- Wovon hättest du gern mehr in deinem Leben? Wovon weniger?
- Was würdest du sofort tun, wenn du auf nichts und niemanden Rücksicht nehmen müsstest?
- Fühlst du dich von deinem Lebensumfeld genährt? Oder hast du das Gefühl, dass dir mehr Energie abgezogen wird, als du zurückbekommst?
- Wobei horcht dein Herz auf: bei Musik, Malerei, Literatur? Bei kreativen Beschäftigungen? Bei Zeit in der Natur? Bei Arbeit mit dem Körper?
- Wie fühlst du dich, wenn du einen Abend allein daheim verbringst? Wie geht es dir, wenn du Zeit mit anderen Menschen verbracht hast? Was wirkt länger nach?

Freude ist ein guter Indikator, um Bedürfnisse zu erforschen. Nimm dir Zeit, bei Sämtlichem, was du tust, in dich hineinzuhören: Wie fühlt es sich an, bevor du es tust; wie fühlt es sich währenddessen an, und wie fühlst du dich hinterher? Lass dich nicht davon irritieren, wenn deine Bedürfnisse sich als völlig anders als vermutet herausstellen. Möglicherweise entsprechen sie nicht der Rolle, die du gerade im Leben einnimmst, oder dem, was du dir als Ziel gesetzt hast. Vielleicht widersprechen sie völlig dem Bild, das du von dir selbst hast. Eventuell erscheinen sie dir als ziemlich albern oder beschämend banal.

Sei unbesorgt: Wenn deine Bedürfnisse nicht die sind, die du erwartest, dann fängt der Spaß erst richtig an! Dann verstecken sich in dir unbekannte Potenziale und neue Möglichkeiten, die zu erkunden sich lohnt.

Kennst du den Unterschied zwischen echten Bedürfnissen und Vorlieben oder Interessen? Erstere sind das, was dich optimal nährt und auf das du nicht verzichten kannst, ohne Schaden zu nehmen. Dass du Erholung brauchst, weil du dich aufgearbeitet hast, ist ein Bedürfnis. Dass du unbedingt im Urlaub auf die Malediven fliegen willst, ist es nicht. Dass du Musik brauchst, um dich vollständig zu fühlen, ist ein Bedürfnis. Dass du im Salzburger Mozarteum studieren willst, ist es nicht.

Wenn du deine Bedürfnisse kennst, ist die Frage natürlich, wie du mit dieser Erkenntnis umgehst. Ignorierst du sie oder nimmst du sie als Anhaltspunkt, den Hebel anzusetzen? Glaubst du, dass du zur Erfüllung deiner Bedürfnisse erst dann Zeit hast, wenn der Abwasch erledigt, das Kind aus dem Haus und der Weltfrieden gesichert ist? Hast du das Gefühl, deine Bedürfnisse seien nicht wirklich dringend oder könnten durch irgendetwas anderes ersetzt werden? Sind andere Sachen immer wichtiger?

Das Knifflige ist, dass die meisten Bedürfnisse subtiler und indirekter ihre Berechtigung anmelden als ein Grundbedürfnis wie Schlaf. Du kannst sie oft relativ lange aus deiner Wahrnehmung ausblenden, bevor du mit spürbaren Folgen konfrontiert wirst. Aber früher oder später werden sie dich spüren lassen, dass du sie ignorierst, etwa durch so angenehme Gefühle wie Unzufriedenheit, Erschöpfung, Unausgeglichenheit, Niedergeschlagenheit, innere Leere, Aggressivität.

Vielleicht wirst du auch einfach eines Tages aufstehen und etwas absolut Bescheuertes, Überzogenes und Destruktives tun, weil der innere Damm gebrochen ist, mit dem du sie viel zu lange zurückgehalten hast.

Tu dir selbst deshalb den Gefallen, deine Bedürfnisse ernst zu nehmen.

… deiner Zeit?

Früher dachte ich, dass man immer genügend Zeit hätte – es käme halt darauf an, wie man sie nutzen und welche Prioritäten man setzen würde.[17] Damals hatte ich ordentlich Spielraum und wusste: Wenn ich mehr bräuchte, könnte ich einfach auf die eine oder andere Stunde vor dem Fernseher, mit den Freund*innen oder beim sinnbefreiten mentalen Nasebohren verzichten. Inzwischen bin ich eines Besseren belehrt worden. Etliche Menschen sind von frühmorgens bis spätnachts in einen straffen Zeitplan eingebunden, der ihnen keine Zeit lässt, zwischendrin auch nur nach Luft zu schnappen. Alleinerziehende Eltern kleiner Kinder und pflegende Angehörige (nicht nur, aber im Besonderen) beschämen mit ihrer Unermüdlichkeit alle jene, die objektiv mehr Zeit haben und dennoch über Zeitnot jammern. Es wäre nichts weniger als ignorante Anmaßung, diese Leute aufzufordern, sich Zeit für sich selbst freizuschaufeln.

Doch wenn du frei von diesen Pflichten bist und dennoch das Gefühl hast, zu wenig Zeit zu haben, möchtest du vielleicht daran erinnert werden, dass du eine Arbeit gewählt hast, wo du auf mehr Freizeit zugunsten von mehr Gehalt verzichtest. Dass du selbst den Freizeitstress zu verantworten hast, der dich so plagt, und dass der eine oder andere Verein, das eine oder andere Fitnessstudio, die eine oder andere Weiterbildungsstunde ganz gut ohne dich auskäme. Und nicht zuletzt, dass es deine Entscheidung ist, den Abend vor dem Fernseher oder Computer zu verbringen, statt etwas zu tun, was dir

---

17 Damals war ich noch jung und naiv und glaubte auch, dass die Rente sicher sei.

wirklich guttut. Fernsehen und soziale Medien sind Zeit- und Energieräuber erster Güte. Autorin Monika Schmiderer bezeichnet die Zeit, die wir damit verschwenden, als unseren »Zweitjob als Medienkonsumenten« und führt auf lebhafte Art vor Augen, welche Vorteile es bringt, uns dem zu entziehen.[18] Dieser Entzug ist nicht einfach, denn die digitalen Verbrecher sind enorm effizient in dem, was sie tun: Sie schaffen die Illusion von Entspannung, während sie uns die Lebenszeit aus den Knochen saugen, als ob es kein Morgen gäbe. Und für uns Menschen, wir wissen es alle, gibt es eines Tages wirklich kein Morgen mehr. Die Vergänglichkeit macht unsere Lebenszeit so kostbar.

Dessen ungeachtet können wir nicht jeden Tag so leben, als ob es der letzte wäre – egal, was dieser Kalenderspruch behauptet, der uns ironischerweise gerade beim Zeitfresser der sozialen Medien um die Ohren gehauen wird. Das wäre sogar das Dümmste, was wir tun könnten. Es ist so dumm, dass sich selbst jene, die sich den Spruch auf die virtuelle Stirn tätowieren, nicht überwinden können, es wirklich durchzuziehen. Man muss nicht den Film *Und täglich grüßt das Murmeltier*[19] gesehen haben, um zu wissen, wie ein Tag, der keinerlei Konsequenzen nach sich zieht, letztendlich aussehen würde: Exzesse und Extravaganzen jeder Art. Weshalb auch nicht, wenn kein Hangover am Morgen danach zu befürchten ist? Mal ehrlich: Wer würde am letzten Tag seines Lebens noch zur Arbeit ge-

---

18 Monika Schmiderer: *SWITCH OFF und hol dir dein Leben zurück*, Knaur Verlag.

19 Amüsante US-Komödie, in der Bill Murray in einer Zeitschleife festhängt und immer wieder denselben Tag erlebt, bis er sich endlich durch die Liebe zu Andie MacDowell daraus befreien kann.

hen? Wer eine Versicherung abschließen, verhüten oder sich einen Bypass legen lassen? Miete zahlen, mit dem Kind zur Schule statt auf den Spielplatz fahren oder sich gesund ernähren? Einzig Martin Luther wäre noch im Schrebergarten unterwegs, um ein Apfelbäumchen zu pflanzen. (Das er dann kurz darauf wieder rausziehen müsste, weil es eben doch nicht sein letzter Tag war und die Gartenverwaltung den Obstbaum nicht genehmigt hat.)

Am letzten Tag unseres Lebens würden wir die Liebsten besuchen, nachdem wir dem Chef endlich unsere Meinung gesagt hätten. Wir würden ihnen alles sagen, was es zu sagen gäbe. Und was würden wir ihnen dann morgen sagen, und übermorgen? Wir würden versuchen, noch ein, zwei Einträge auf der »Bucket List«[20] abzuhaken – was am Tag darauf höchstwahrscheinlich strafrechtliche Verfolgung oder einen Krankenhausaufenthalt zur Folge hätte. Halten wir es also lieber mit Mark Twain, der sagt: »Gib jedem Tag die Chance, der schönste deines Lebens zu werden.« Gib ihm diese Chance, aber zwing ihn nicht auf Teufel komm raus dazu! Manche Tage sind voll von großen Gefühlen und der Schönheit der Welt, voll heldenhafter Taten oder aufregender Abenteuer. Andere sind dagegen ein wenig lau und lala, und das ist auch gut so. Wir können nicht immer im höchsten Gang durchs Leben brettern. Mentale Auszeiten sind so wichtig wie die Luft zum Atmen, und wir sollten sie uns nicht nur im Schlaf gönnen.

---

20 Die Sammlung aller Dinge, die man vor Ableben unbedingt noch tun möchte. Auf den wenigsten Listen dieser Art stehen Dinge wie: »sämtliche Folgen von *Downton Abbey* zehnmal anschauen« oder »mit einer Million auf dem Konto abtreten« oder »das Wohnzimmer neu tapezieren«. Aber irgendwie scheinen das die Dinge zu sein, auf die wir am meisten Zeit und Energie verwenden.

Jeder Tag hat 24 Stunden – aber deine Gewichtung und dein Rhythmus sind dafür entscheidend, wie du sie nutzt. Wie viele davon gestehst du dir selbst zu – nicht der Familie, nicht dem Job, nicht den Erwartungen von außen? Manche Dinge brauchen ihre Zeit, wieder andere sind die Zeit nicht wert, die man an sie verschwendet, aus Langeweile, aus Verpflichtungsgefühlen, aus Gewohnheit. Wenn du die eigene Lebenszeit hergibst, möchtest du dafür etwas zurückbekommen: Das kann Geld sein, wie beim Arbeiten. Energie, Anerkennung, Erfüllung wie bei den Dingen, die du aus Liebe und Interesse tust. Entspannung, Erholung und Gelegenheit zur Selbstreflexion bei den Auszeiten. Wenn du dagegen Zeit gibst und nichts wirklich Solides zurückerhältst, vielleicht sogar im Gegenteil schlechte Gefühle (Stichwort Familientreffen), schlechte Laune (Stichwort Elternabend) oder schlechtes Karma (Stichwort Lästertreffen mit Lästermäulern), dann wäre es durchaus eine Überlegung wert, ob du weiterhin bereit bist, deine Zeit in diesem Umfang jenen Dingen zu widmen. Vor manchen Sachen kannst du dich nicht drücken, ohne Schwierigkeiten zu bekommen oder andere damit im Stich zu lassen. Aber lass dabei dich selbst auch nicht im Stich! Es ist deine Zeit und deine Entscheidung, wie du sie nutzt. Und auch, ob und wie viel du davon anderen schenkst.

Und wenn du jemandem einen Teil deiner Lebenszeit zugutekommen lässt, dann sei dir bewusst, dass es sich dabei um ein Geschenk aus freien Stücken handelt, nicht um eine Selbstverständlichkeit. Wer Zeit von dir einfordert, statt darum zu bitten und dir die Entscheidung zu überlassen, tritt immer übergriffig auf. Manche Leute haben keine Hemmungen, über deine Zeit zu verfügen, als wäre es ihre eigene. Wenn jemand dich regelmäßig warten lässt oder Verabredungen nicht einhält, in deinem Namen ungefragt Aktivitäten vereinbart und dich um Gefallen bittet, die zeitaufwändiger als angekündigt sind, dann achtet er oder sie deine Zeit nicht. Du kannst natürlich Verständnis dafür haben. Musst du aber nicht. Es ist immerhin deine Zeit. Alle anderen haben selbst genügend Zeit bekommen, über die sie nach Belieben verfügen können – also Finger weg von deiner!

... deinem Raum?

Kennst du noch Wawa, den Waran aus dem Klassiker der Augsburger Puppenkiste *Urmel aus dem Eis*? Dann erinnerst du dich sicher auch noch an seinen ganz speziellen Ort des Rückzugs und der Einkehr. Sehr speziell, denn wenn man dort liegt, geht die Sonne auf und unter und zieht über einen hinweg, und der Mond geht auf und unter und zieht über einen hinweg ... Schon eine richtig feine Sache, so eine Riesenmuschel. Kein Wunder, dass sein Freund Ping laufend versucht, sich selbst dort einzunisten. Ich zitiere die fast schon legendären Worte, mit denen der Pinguin seinen Anspruch auf diesen Raum geltend machen wollte: »Raus aus meiner Mupfel!« Darauf Wawa: »Das ist meine Mutschel!«

Nimm dir ruhig ein Beispiel daran, wenn es darum geht, deinen Raum zu verteidigen. Dein Raum gehört dir, und niemand darf unerlaubt darin eindringen.

Vielleicht ist es ganz sinnvoll, den Begriff »Raum« erst einmal zu definieren. Wenn dich deine bessere Hälfte mit den

Worten verlässt, er oder sie bräuchte mehr Raum, ist damit höchstwahrscheinlich nicht die Dreizimmerwohnung nebenan gemeint. Laut Duden kann es sich bei »Raum« um Folgendes handeln: den Wohnraum als Teil eines Gebäudes; eine in Länge, Breite und Höhe fest respektive nicht fest eingegrenzte Ausdehnung; den Weltraum; ein geografisch oder politisch als Einheit verstandenes Gebiet und noch ein, zwei Sachen aus der Mathematik, die hier so wenig interessieren wie in jeder beliebigen Mathestunde.

Und noch eine Definition nennt der Duden: ein Platz, der jemandem oder etwas zur Verfügung steht. Das ist nicht notwendigerweise ein materieller Ort, den man auf Google Maps finden könnte. Dieser Raum umfasst nicht Bett und Tisch, sondern Erlebnisse und Erfahrungen; Auslauf für Träume und Hofgang fürs Gehirn; eigene Gedanken, sämtliche Gefühle und dunkle Geheimnisse. Hier hast du deine Ruhe und kannst ungestört tun, wonach dir der Sinn steht. Hier bist du der Kapitän in der Badewanne und die Königin des Diwans. Hier kannst du auch alles ausdrücken, was du ausdrücken möchtest. Rederaum ist der Platz, der dir für das, was du sagen willst, zur Verfügung steht; Freiraum ist der Platz, der dir für die Entwicklung eigener Ideen und Verwirklichung deiner Träume zur Verfügung steht.

Dein Raum umfasst deine Privatsphäre und auch den Abstand zum Gegenüber, den du in einer sozialen Situation brauchst, um dich wohlzufühlen. Die intime Distanz bei uns im Norden beträgt bis zu 60 Zentimeter: So nah darf dir körperlich niemand ohne deine explizite Erlaubnis kommen und in der Regel auch nur sehr vertraute Personen und ausnahmsweise fachliches Personal. (Aus diesem Grund baut man auch gern ein besonderes Vertrauensverhältnis zu Masseur*innen und Friseur*innen auf.) Der Bereich zwischen 60 und 150 Zentimeter ist die persönliche Distanz, wie sie sich beispielsweise in einem Gespräch zeigt. Näher wäre zu nah; weiter weg wäre ein Grund, sich anzuschreien, ohne es böse zu meinen. Wer in der Öffentlichkeit vier Meter von mir entfernt an mir vorbeischlappt, taucht gar nicht auf meinem Radar auf.[21] Wer dagegen in 30 Zentimeter Entfernung an meinem Gesicht vorbeiläuft, während ich irgendwo herumstehe, durchschneidet unerbeten meine persönliche Distanz, worauf ich mit Unbehagen reagiere. In der Regel macht man dann einen Schritt zurück, um den als korrekt empfundenen Abstand wiederherzustellen. Wir Nordlichter brauchen etwas mehr Abstand zum Gegenüber als die Leute im Süden (was verwundert, da körperliche Nähe doch auch wärmt).

Neben Privatsphäre und der als notwendig empfundenen körperlichen Schutzzone bietet dein Raum auch Platz für deine freie Entfaltung. Kindern wird üblicherweise wenig Raum zugestanden, obwohl sie am intensivsten mit ihrer Entfaltung beschäftigt sind – aber ihre Entwicklung soll ja in die richtigen, will meinen von den Eltern gewünschten Bahnen gelenkt werden. Solange du klein bist, kann es nicht als Übergriff gewertet werden, wenn dich jemand unerbeten aufhebt und irgendwohin trägt, wo du gar nicht hinwillst. Aber wann ist Schluss damit? Manche Eltern lesen ungeniert die Tagebücher der pubertierenden Sprösslinge, schleichen sich mit einem Fake-Profil auf die Liste ihrer Facebook-Freunde und verraten völlig ungebremst sämtlichen Leuten, die es wahrscheinlich eh

21 Das könnte natürlich auch an meiner schlechten Beobachtungsgabe liegen.

nicht interessiert, hochnotpeinliche Details aus dem Leben der lieben Kleinen. Sie sprechen in Gegenwart Dritter über ihre Kinder oder für sie, als wären sie nicht anwesend, machen sich über ihre Interessen lustig oder urteilen über Menschen, die sie mögen – allesamt Bilderbuchbeispiele für Übergriffe in den persönlichen Raum.

Sowie du volljährig bist, sollte damit Schluss sein. Bei den Erzeugern dauert es in der Regel etwas länger, bis sie aus dem alten Muster kommen. Aber jemand anderes, der dir gegenüber später im Leben auf diese Art auftritt, hat etwas Grundlegendes nicht begriffen, und demjenigen sollte man unbedingt zeigen, wo die Grenzen deines Raumes verlaufen.

Wenn du für dich sorgen willst, dann richte es dir behaglich in deiner »Mupfel« ein. Mach sie regelmäßig sauber oder ziehe sogar in eine größere um, wenn dir der Platz zu klein wird. Überlege dir genau, wen du in die Mupfel einlädst, damit du sie dir nicht mit fremden Energien versaust, die deiner entgegenstehen. Und zweifle niemals daran, dass es deine Mupfel ist und du einen Anspruch darauf hast. Wenn du die Schale zuklappst (respektive die Türe hinter dir schließt), sollte das ein deutliches Signal sein, dass du Ruhe und Raum für dich haben willst. Wenn jemand sie öffnet, obwohl er oder sie älter als 15 Jahre ist, weder von Blut überströmt noch von Aliens bedroht, sondern einfach, weil er oder sie jetzt, sofort, in diesem Moment ein eigenes Anliegen hat und keine Geduld, auf einen besseren Zeitpunkt zu warten, um dich damit zu behelligen – dann mach den Waran und jag sie raus!

… deinen Kapazitäten?

Ich wollte, aber ich kann nicht. Ich würde, aber es geht nicht. Ich täte, aber ich bin am Ende meiner Kraft. Auch wenn du einen Wonderbra trägst, bist du nicht Wonder Woman, und auch wenn du in dem neuen blau-roten T-Shirt super aussiehst, bist du nicht Superman. Unser aller Energie ist begrenzt, und wenn einmal Schicht im Schacht ist, hilft auch keine koffeinhaltige Brause mit dem Geschmack verwesender Gummibärchen, um dich wieder zu beflügeln. Dann ist einfach Ende Gelände, Ofen aus, Klappe zu, weil Affe tot. Es geht nicht darum, irgendjemandem etwas zu beweisen – auch nicht dir selbst! Wenn du für dich sich sorgst, akzeptierst du, dass es Dinge gibt, mit denen du manchmal überfordert bist, oder Tage, an denen dir einfach die Puste ausgeht.

Wer sich trotzdem aufrappelt und abquält, jemand anderem jetzt noch etwas Gutes zu tun, tut weder sich noch dem anderen einen Gefallen. Kann eine Person, der etwas an dir liegt, wirklich von dir wollen, dass du dich für sie völlig verausgabst? Und würdest du dich für einen Menschen verausgaben wollen, dem dein Wohlergehen völlig gleichgültig ist?[22]

Wenn die Grenzen deiner Kräfte oft ignoriert werden, dann vielleicht deshalb, weil dein Verhalten dies nicht nur erlaubt, sondern sogar nahelegt? Werfen wir doch einmal einen Blick auf die handelsübliche »starke Frau«.[23] Sie hat enorme Kräfte und sieht sich völlig zu Recht als unabhängige, kompetente

22 Ausnahmen: kleine Kinder, pflegebedürftige Personen und Künstler*innen jeglicher Couleur.

23 Es gibt sie auch in einer männlichen Version.

Person. Aber sie irrt, wenn sie glaubt, immer alles allein schultern und allen anderen helfen zu können. Dennoch lässt sie diesen Irrtum als Fakt in die Welt hinausströmen: Vielleicht, weil es ihr schmeichelt, vielleicht, weil sie die Notwendigkeit dafür sieht, oder auch nur, weil es ihr wirklich so leichtfällt. Ja, sie hat sogar genügend Kapazitäten, sich zusätzlich noch für dieses und jenes zu engagieren, Ehrenämter zu besetzen und undankbare Jobs zu übernehmen. So lange, bis sie dann halt nicht mehr kann. Es kostet enorm viel Energie, ein solches Image von sich in der Welt aufrechtzuerhalten. Spätestens, wenn die starke Frau irgendwann in die Knie geht, fällt ihr auf, wie ungerecht das Ganze eigentlich ist: dass alle es für selbstverständlich halten, dass sie sich um alles kümmert, dass sie stark ist, dass sie andere unterstützt … eben all das, was sie dadurch selbstverständlich gemacht hat, dass sie es die ganze Zeit über getan hat. Dann beklagt sie sich, dass niemand auf den Gedanken kommt, dass sie auch einmal am Ende ihrer Kräfte gelangt sein und Hilfe brauchen könnte. Kunststück, hat sie doch selbst tatkräftig daran gearbeitet, ihren Mitmenschen solche Gedanken abzutrainieren. Und erwarten, dass man ihr in den Kopf guckt, kann sie nun wirklich nicht.

Vielleicht sollte sie besser einmal beizeiten eine klare Ansage machen, was Sache ist, statt unter der Gedankenlosigkeit ihrer Umwelt zu leiden – und die Info, dass sie müde ist und Hilfe wünscht, von sich aus anbieten, auch wenn sie nicht danach gefragt wird. Ist zwar schlecht fürs Image der Superfrau, hält sie aber länger am Leben.

Wohlgemerkt: Ich glaube daran, dass wir alle mehr draufhaben, als uns bewusst ist. Dass wir in Situationen, wo es darauf ankommt, Berge versetzen können, als ob es Hütchen beim »Mensch ärgere Dich nicht« wären, und an den meisten Herausforderungen wachsen können. Dass wir ganz spezielle Muskeln trainieren, wenn wir Dinge tun, die wir uns eigentlich nicht zutrauen, und immer auch riskieren sollten, uns selbst zum Affen zu machen, wenn es sich denn anbietet. Wir sollten Schwimmen lernen, statt das Meer zu vermeiden, und keine Aufgabe nur deshalb ablehnen, weil wir glauben, sie nicht stemmen zu können.

Aber es liegt an dir, abzuwägen, ob du eine Aufgabe deshalb ablehnst, weil du dich vor dem Versagen fürchtest, oder deshalb, weil du einfach nicht die Kapazität dafür hast. Wir alle schlagen die Hände über dem Kopf zusammen, wenn wir sehen, wie unbekümmert unsere Gesellschaft begrenzte Rohstoffe plündert, die garantiert so schnell nicht wieder nachwachsen, wie wir Nachschub brauchen. Viele von uns verfahren allerdings genau so mit ihren eigenen Ressourcen.

Wir haben alle Verpflichtungen, ob beruflich oder privater Art, denen wir nachkommen müssen, da hilft alles nichts. Aber es gibt durchaus Bereiche, wo wir mit unserer Energie haushalten oder aber andere Prioritäten setzen könnten: überall da, wo es die Notwendigkeit überschreitet und wo wir freiwillig eine Vereinbarung eingegangen sind, deren Ausmaß und Auswirkung wir erst später überrissen haben. Es ist völlig in Ordnung, die eigene Meinung zu ändern und eine Verabredung abzusagen. Dafür brauchst du keinen »plausiblen« Grund zu erfinden, sondern kannst die ehrliche Ansage machen, dass du gerade völlig in den Seilen hängst. Du kannst auch ein Ehrenamt, ein Seminar, eine zusätzliche Funktion in der Firma wieder ab- oder aufgeben, wenn du siehst, dass es für dich nur unter großem Aufwand oder sogar persönlichen Opfern zu bewältigen ist – oder auch wenn du merkst, dass du nicht mehr hinter der Sache stehen kannst.[24]

Ein Kriterium, das für mich viel Sinn ergibt, ist das Gleichgewicht von Energie. Im besten Fall gibst du Energie und bekommst sie vielfach wieder zurück. Im Normalfall erhältst du für deine Energie einen angemessenen Ausgleich. Und wenn es wirklich blöd läuft, gibst du Energie in etwas, von wo sie in keiner Form zu dir zurückkehrt. Ob es sich um eine Arbeit, eine wie auch immer geartete Beziehung, das Erlernen des Dudelsackspiels oder die Pflege deines Schnurrbarts handelt: Wenn sich etwas über einen längeren Zeitraum hinweg immer nur als schwarzes Loch darstellt, in dem dein Energieeinsatz sang- und klanglos verpufft, könntest du dich fragen, ob eine Änderung in Sicht ist. Vielleicht braucht es ja nicht mehr lang, bis der Groschen der Zirkularatmung bei dir fällt. Vielleicht ist die andere Person in der Beziehung gerade in einer schwierigen Situation,[25] deren Ende absehbar ist. Vielleicht ist es nur noch eine überschaubare Durststrecke im Job, bevor dein Durchbruch kommt. Aber wenn kein Licht am Ende des Tunnels schimmert, obwohl du schon so lange unterwegs bist, dann frag dich aufrichtig, ob du im richtigen Zug sitzt.

Vielleicht gibt es ja einen guten Grund, das Ganze dennoch durchs Leben mitzutragen; einen Grund, der dir im Moment

24 Wenn du, um niemanden hängenzulassen, eine Frist einräumst, innerhalb dessen ein Ersatz gefunden werden kann, bevor du dich verabschiedest, sei achtsam: So eine Übergangslösung kann im Handumdrehen zur Dauereinrichtung werden.

25 Situation, nicht Phase. Ich meine damit: »wenn die Fortbildung vorbei/die Wohnungssuche beendet/die Scheidung durch ist« und nicht: »sobald die Adoleszenz/Midlifecrisis/präsenile Trotzphase ausgestanden ist«.

wichtiger ist, als für dich selbst zu sorgen. Das ist vollkommen akzeptabel, wenn es deine freie Entscheidung ist. Wenn du stark bist und in deiner Fülle lebst, kannst du reichlich teilen, unterstützen und abgeben.

Ich gebe allerdings zu bedenken: Wenn du nur einen Eimer mit Löschsand hast, dann löschst du am besten das Feuer, das den größten Schaden anrichten kann. Wenn du nur einen Eimer mit Wasser hast, dann gieße die Blume, über deren Blühen du dich am meisten freuen wirst. Und wenn du das Wasser anderen gibst, damit sie ihre Blume damit gießen können, dann freu dich hinterher, wenn ihre Blume blüht, und beklag dich nicht darüber, dass deine eigene verwelkt.

Last but not least: Es ist absolut in Ordnung, um Hilfe und Unterstützung zu bitten, wenn du allein nicht weiterkommst. Ebenso, wie es auch in Ordnung ist, Hilfe und Unterstützung zu geben, wenn du diese Kapazitäten hast. Für dich selbst zu sorgen, bedeutet nicht, dass du immer alles allein machen musst. Bei alldem spielt Aufrichtigkeit dir selbst und anderen gegenüber eine große Rolle. Du kannst ehrlich zugeben, wenn du deine Grenzen erreicht hast und lieber auf dem Sofa lungern möchtest, obwohl eine rauschende Ballnacht lockt. Das ist aktuell ein Ding und nennt sich JOMO (Joy of Missing out): die Freude daran, etwas zu verpassen. Sie ist die logische und notwendige Gegenbewegung zu FOMO (Fear of Missing out), der Angst davor, etwas zu versäumen, die dich ungeachtet deiner Befindlichkeit in die Welt hinauspeitscht auf der Jagd nach Erlebnissen, die sich gut fotografieren und ins Netz stellen lassen. Es empfiehlt sich also, vor einem Ausbruch von blindem Aktionismus immer zu reflektieren, was dir im

Moment und beim aktuellen Energielevel am meisten bringen würde. Und wenn es ein Abend auf dem Sofa ist, dann sei es so. Dann genieße ihn und lass den Rest der Welt ganz gelassen Kühe fliegen und mit Bären steppen.

… deinen Interessen?

Schon der Alte Fritz[26] erkannte das Interesse als »große Triebfeder der menschlichen Handlungen«. Deshalb, so sein Rat, solle man Leuten nicht trauen, deren Interessen mit den eigenen nicht konform gehen. Kommt es mir nur so vor oder hat er damit tatsächlich beide Arten von Interessen genannt, die im Umlauf sind?[27] Zum einen das Interesse als Vorliebe, als das, wohin uns unsere Aufmerksamkeit und Neigung zieht. Und zum anderen das, woran uns gelegen ist, was uns wichtig oder nützlich erscheint, unsere ureigenen Anliegen und Belange. Oder kurz gesagt: Die erstgenannten Interessen lassen sich verfolgen, und für zweitere sollten wir einstehen. Es gibt einen Unterschied zwischen »Ich interessiere mich dafür« und »Ich habe ein berechtigtes Interesse daran«. Es geht hier nicht um das, was dich interessiert (obwohl das nicht gering geachtet werden soll), sondern darum, wie du dich für deine eigenen Belange stark machst. (Und ob überhaupt. Eh klar.)

Meine Meinung: Solange du nicht eine Entourage aus Anwält*innen, Finanzberater*innen, Lifecoaches, persönlichen Assistent*innen und Baristi im Schlepptau hast, wirst du dei-

---

26 Friedrich II., preußischer König, auch »der Große« genannt.

27 Falls er das nicht so gemeint haben sollte, ist es nicht zu beweisen!

ne Interessen schon selbst vertreten müssen. Andere Leute stehen nämlich fast ausschließlich für ihre eigenen Interessen ein, nicht für deine – und das zu Recht! Du kannst dich selbstverständlich auch vornehm zurückhalten und hoffen, dass dein Charakter, deine Leistung, dein berechtigter Anspruch von selbst dort wirken und ankommen, wo sie wirken und ankommen sollen, und für sich sprechen. Gerade (aber nicht ausschließlich) bei Frauen ist oft zu beobachten, wie sie im Berufsleben, wenn es um die Präsentation eigener Kompetenz geht, nicht laut die eigene Trommel rühren, sondern darauf vertrauen, dass die Ergebnisse ihrer bisherigen Arbeit überzeugen. Den Job, die Beförderung, das neue Projekt bekommt dann ein Kollege, der nicht unbedingt die besseren Qualifikationen hat, aber in seiner Selbstdarstellung von diesen Hemmungen nicht gehindert wurde und dafür gesorgt hat, dass alle wissen, wie toll er ist. Das kannst du unfair finden, unwürdig oder unangebracht, aber nach wie vor ist es so, dass dasjenige Baby den Schnuller bekommt, das am lautesten schreit – und heute umso lauter, da immer mehr Input unterwegs ist, der mit anderer Info um dein Interesse konkurriert.

Sieh es doch einmal so: Wenn ein Mensch, der dir am Herzen liegt, rechtliche Probleme hat, würdest du ihm doch sicher die besten Anwält*innen besorgen, damit die optimale Vertretung seiner Interessen gewährleistet ist. Wenn sich dein Kind im Wald oder, schlimmer noch, auf dem Christkindlesmarkt verlaufen hat, würdest du dir wünschen, dass es so laut wie möglich loskrakeelt, um auf sich aufmerksam zu machen. Wenn du eine dir unbekannte Person am Flughafen abholst, hältst du ein Schild mit ihrem Namen in der Hand. (Wenn du schlau bist. Du könntest auch einfach nur warten, bis alle an dir vorbeigelaufen sind, und dich dann wundern.)

Aber wenn du vor dem Chef oder Chefin sitzt, dann sollen die ohne weitere Hilfestellung von sich aus wissen, dass du die beste Wahl für den Job, die Beförderung, das neue Projekt bist? Weil Entscheidungsträger*innen ja gemeinhin dafür bekannt sind, dass sie sich solide vorbereiten, Hintergründe durchschauen und wirklich bemüht sind, faire Entscheidungen zu treffen? Nicht in der Welt, in der ich lebe. (Wenn es in deiner Welt so aussieht, dann Glückwunsch, und ich würde mich bei Gelegenheit über eine Einladung freuen!)

Für alle Diesweltlichen: Wäre es nicht hilfreich von dir, den großen Köpfen ein wenig Arbeit abzunehmen, indem du sie – weniger subtil, dafür mehr effizient – auf jene Punkte hinweist, die von Interesse sind? Glaub mir: Diese Punkte gehen sonst viel zu einfach sang- und klanglos unter.

Ganz klar: Wer auf sich aufmerksam machen und die eigene Sache durchsetzen will, sollte durchaus laut[28] auftreten. Das ist nicht allen gegeben, und gerade Frauen (wiederum: nicht ausschließlich, aber auffallend oft) scheuen davor zurück. Laut zu werden, gehörte sich noch nie für eine anständige Frau, sondern war immer Sache der vulgären Weiber. Hat sich daran bis heute etwas geändert? Ein Blick auf die üblichen Gesprächsrunden im Fernsehen oder realen Leben, auf Kommunikationsmuster im politischen, kulturellen und beruflichen Umfeld zeigt, dass aggressives Sprechverhalten einem Mann zugestanden wird – oft, so drängt sich die Vermutung auf, sogar abverlangt. Er

---

28 Das braucht nicht unbedingt akustisch laut zu sein, aber eben sehr deutlich, prägnant oder auffallend.

beansprucht souverän seinen Rederaum auch dann, wenn der ihm nach den Regeln der Fairness und Höflichkeit gar nicht zustünde, etwa, wenn er anderen Gesprächsteilnehmer*innen ins Wort fällt oder seine Zeit über Gebühr ausdehnt.

Doch eine Frau, die verbal offensiv auftritt, wird meist sofort diskreditiert, auch wenn sie die besseren Argumente hat. Ironischerweise kann eine Frau mit denselben besseren Argumenten, wenn sie allzu »feminin« auftritt (zurückhaltend, mit Stimme in Zimmerlautstärke, höflich), ebenfalls nicht punkten. Selbst wenn sie sich mit subtilen verbalen Spitzen als intellektuell überlegen beweisen könnte, geht das meist im Staccato-Rhythmus des Gesprächs unter. Vielen allzu dezenten und »anständigen« Frauen fällt es deshalb schwer, sich Gehör zu verschaffen, wenn sie nicht gerade in einem kuscheligen Kolleg*innenkreis unterwegs ist, wo sich alle an die Regeln solider Gesprächskultur halten und einen »Talking Stick« herumreichen. (Den allzu dezenten Männern geht es natürlich ebenso. Aber ich bin überzeugt davon, dass sie prozentual wesentlich weniger vorkommen.)

Wenn die stillen Kompetenten sich zurückziehen, weil sie sich nicht zu einer guten Selbstpräsentation überwinden können, kommen täglich immer mehr von denen ans Ruder, die lauter, dafür weniger kompetent sind. Willst du das wirklich? Ich sehe ein, dass diese Art des Auftretens für viele ähnlich verlockend ist wie der Sprung in ein eiskaltes Becken voll hungriger Haie. Aber wenn es dich nicht allzu viel Überwindung kostet, dann probier doch einmal aus, wie es sich anfühlt, wenn du den Mund aufmachst, um klar und deutlich deine Interessen zu vertreten. Vielleicht findest du auch andere Wege, für dein Anliegen einzustehen, die dir mehr liegen. Versuchen solltest du es allerdings auf jeden Fall, denn damit tust du *allen* etwas Gutes, wie schon der schottische Moralphilosoph Adam Smith im 18. Jahrhundert feststellte: »Wer sein eigenes Interesse verfolgt, befördert das der Gesamtgesellschaft häufig wirkungsvoller, als wenn er wirklich beabsichtigt, es zu fördern. Ich habe nie erlebt, dass viel Gutes von denen erreicht wurde, die vorgaben, für das öffentliche Wohl zu handeln.«

Deutlicher lässt es sich nicht sagen: Allein schon im Interesse aller solltest du dein eigenes Interesse im Auge behalten!

… deiner Spiritualität?

Es gibt Dinge, die man nicht mit einem Preis versehen kann: das erste Lächeln deines Babys etwa oder auch die Erleuchtung. Wer bereits erleuchtet wurde, würde sicher sagen, dass sie jeden Preis wert sei (wenn er sich hinterher noch mit so profanen Dingen wie Preisen abgäbe). Und wer erleuchtet werden will? Wird kräftig zur Kasse gebeten, denn »umsonst ist der Tod«, wie es so treffend heißt, aber sicher nicht das Nirwana im Anschluss. Gerade am Beispiel der Spiritualität zeigt sich, dass wir nicht nur bereit sind, unsere Kompetenzen und unseren Handlungsspielraum abzugeben, um damit auch die Verantwortung loszuwerden, sondern oft, dafür sogar noch teuer zu bezahlen. Wir löhnen brav Kirchensteuer, als ob der Ablasshandel noch Gültigkeit hätte, obwohl wir längst nicht mehr mit dem einverstanden sind, was diese menschlich so fehlerhaften Institutionen sagen und tun.[29]

29 Eine Religion kann man mit einem Glas Wein vergleichen: Die Essenz des Glaubens ist der Wein, immer gut, wahr und klar. Die Institutionen, die ihn verwalten, sind das Glas, das ihn hält – und das ist fast immer mit Spuren dreckiger Finger übersät. Es ist das Gefäß, das ich kritisiere, nicht der Inhalt.

Ist es die Macht der Gewohnheit? Oder doch irgendwie der unbewusste Glaube, dass wir damit spirituell unsere Schäfchen im Trockenen haben? Wenn du für etwas bezahlst, an das du nicht mehr glaubst, ist dieses Geld verschwendet. Wenn du für etwas bezahlst, damit du glauben kannst, sieht es kaum besser aus. Wie schon der Buddha sagte, ist es allein an dir, deinen Glauben zu finden. Lehrer können dir Hinweise geben und beim Einstieg helfen, aber sie können den Weg in die Spiritualität nicht für dich gehen.

Was der Buddha nicht vorhersehen konnte, war, dass die Leute ihm ironischerweise gerade wegen solcher Worte folgten und ihn wie einen Gott verehrten – im Glauben, dass es sich in den Fußstapfen eines anderen leichter gehen lässt. Das mag schon sein – aber es sind dann eben nicht deine Fußstapfen, und wenn jemand, der vor dir gegangen ist, größere oder kleinere Schritte macht, wirst du kaum den für dich richtigen Gang finden.

Wir alle kennen die Geschichten von Menschen, die reumütig auf dem Sterbelager ihre irdische Habe noch schnell der Kirche vermachen; und auch die Geschichten von Menschen, die bei einem mehr oder weniger fragwürdigen Guru[30] alles Ersparte abgeben, um sich in Selbstlosigkeit, Demut und letztendlich Sinnhaftigkeit einzukaufen. Obwohl und gerade weil Spiritualität per definitionem das Gegenteil von Materialismus ist, gibt es auch hier kein Licht ohne Schatten. Beide sind die zwei Seiten derselben Münze, die uns damit quälen, dass sie zum einen

30 Faustregel: Alle, die das alte »Guru-Konzept« bedienen, sind fragwürdig. Anderen Menschen nicht auf Augenhöhe begegnen, weil selbst angeblich erleuchtet, Wasser predigen und Wein trinken, die Sinnsuche und Hilflosigkeit anderer Menschen ausbeuten und dafür verehrt werden … Diese Zeiten sind zum Glück vorbei. Oder etwa nicht?

unvereinbar erscheinen, zum anderen allzu eng miteinander verbunden sind. Manche Menschen zerreißen sich schier, um entweder das eine oder das andere zu erreichen. Wer sich um Spiritualität bemüht, sollte es allerdings besser wissen, als dass Zwang, Selbstkasteiung oder Fanatismus einen Zugang zu ihr böten.

Warum sind wir, gerade wenn es um Spiritualität geht, so ausgesprochen autoritätshörig? Warum glauben wir, dass Priester*innen einen besseren Draht zu Gott haben als wir selbst? Warum geben wir unsere eigene Macht an pseudospirituelle Irrlichter ab, die uns angeblich den Weg weisen, tatsächlich aber in Abhängigkeit und Mangelerfahrung halten, was nichts, aber auch gar nichts mit wahrer Spiritualität zu tun hat?

Und wieder andere, die sich von Zwang, Selbstkasteiung und Fanatismus fernhalten, bewegen sich zwischen den Religionen und spirituellen Konzepten, als wären sie im Supermarkt der Weltanschauungen. Sie finden hier die heiligen Motive hochdekorativ, dort die Rituale ansprechend, kombinieren jene Gebote mit diesen Symbolen und sind gern mal Freizeit-Buddhist*innen und Feiertags-Christ*innen. Das Ganze könnte man »Faith light« nennen, die Diätvariante wahren Glaubens, ein bloßer Ersatz für spirituelles Engagement in seiner Unverbindlichkeit und Beliebigkeit. Fastfood für die Seele.

Warum wagen wir uns nicht »mit Haut und Haaren« in unseren individuellen Glauben hinein? Warum suchen wir ewig, als wollten wir nicht finden, und scheuen uns, aus der Wochenendaffäre mit unserer Spiritualität eine echte Beziehung zu machen, die auch im Alltag Bestand hat? Warum streuen wir unsere Aufmerksamkeit und Energie in so viele Richtungen, dass es die Kraft, die in der Spiritualität steckt, schwächt?

Wenn du die Verantwortung für deine Spiritualität wahrnehmen willst, dann überlege dir, was du brauchst. Hast du überhaupt eine Sehnsucht nach etwas, das höher ist als du? Falls du es nicht spürst, dann ist nicht die Zeit oder das Leben dafür, also quäl dich nicht weiter damit. Und wenn du diese Sehnsucht hast: Wie viel willst du ihr geben? Wird sich durch deine Spiritualität, deinen individuellen Glauben etwas in deinem Leben verändern – oder bleibt alles beim Alten? Falls sich dadurch nichts ändert, würde es dann überhaupt Sinn ergeben, dich damit zu beschäftigen?

Die Arten des spirituellen Lebens sind so vielfältig und individuell wie wir Menschen. Doch ein paar grundlegende Dinge lassen sich dennoch feststellen. Wenn du für dich selbst sorgst, dann pflegst du einen Glauben, der dich in deiner eigenen Kraft und Macht, deiner Eigenverantwortlichkeit und Mündigkeit bestärkt. Wahre Spiritualität macht dich immer größer, nicht kleiner. Sie macht dich frei, statt dich einzuengen. Sie erhebt dich, ohne dich von der Realität des Lebens abheben zu lassen. Wie sehr liebe und hochspirituelle Freund*innen von mir immer sagen (und vorleben): »Spiritualität findet nicht irgendwo da oben statt. Sie zeigt sich darin, mit wie viel Leichtigkeit und Freude wir im Hier und Jetzt leben.«[31] Kein Glaube will die, die ihn pflegen, schwächen und manipulieren. Das hat immer die Institution, die ihn verwaltet, zu verantworten. Du kannst dich gegen diese entscheiden, ohne dass du den Glauben verlierst. Und du kannst dich auf den Weg machen, den dir deine Spiritualität weist. Das ist ein lebenslanges Abenteuer, das ohne gnadenlose Aufrichtigkeit oft in die Irre

31 Eva Denk, Christopher Amrhein: *Seelenessenz & Urwunde. Heimkehr in dein wahres Selbst*. SALIMUTRA Verlag.

führen kann. Du bist nur dir selbst gegenüber Rechenschaft schuldig, wenn du immer wieder hinterfragst: Lebe ich auch das, woran ich glaube, glauben will, zu glauben meine? Oder strafen meine Taten meine Glaubenssätze Lügen? Welche Regeln bringen mich weiter? Oder brauche ich gar keine, weil ich so sehr in meiner eigenen Mitte bin, dass ich nie etwas tue, was gegen meine innersten Überzeugungen geht?

Sei dir bewusst, dass alle anderen ebenfalls ihre individuellen Wege der Spiritualität gehen und dass es vollkommen in Ordnung ist, wenn die völlig anders aussehen als deine – sofern sie deine nicht bedrohen, abwerten oder schlechtmachen. Gläubig zu sein bedeutet nicht, missionarisch aufzutreten, wann immer sich die Gelegenheit dazu bietet. Lass dir umgekehrt auch von niemandem sonst vorschreiben, woran du glauben und was du verwerfen solltest. Und von dem Geld, das du sparst, weil du es nicht anderen gibst, damit sie dir sagen, was du im allerpersönlichsten Bereich deines Lebens zu tun hast, kannst du dir ein eigenes kleines Heiligtum bauen.

… deinem Geld?

Eine Kartenlegerin hat mir einmal erzählt, dass sehr viele ihrer Klient*innen wissen wollen, wann und ob überhaupt sie zu Geld kommen würden. Daraufhin fragt sie immer: »Beschreibe mal das Geld, das du dir wünschst. Was ist auf dem Hunderter abgebildet, welche Farbe hat ein Fünfhunderter?« Und die meisten Leute können ihr darauf nicht antworten. Sie wollen etwas, das sie nicht wirklich kennen.

»Es geht doch gar nicht um die bunten Papierscheine an sich«, wirst du jetzt vielleicht einwerfen. »Sondern um das, was ich damit tun kann. Geld bringt mir die Freiheit zu wählen, in welchem Job ich arbeite. Mit einem finanziellen Polster könnte ich mich ehrenamtlich engagieren, halbtags arbeiten oder ganz damit aufhören. Ich könnte reisen, mir ein neues Auto leisten, Kurse für die Persönlichkeitsentwicklung besuchen und endlich dem ewigen Stress mit meinem Vermieter entkommen, indem ich was Eigenes kaufe. Mit ausreichend Geld könnte ich wirklich gut für mich sorgen!«

Ganz klar: Geld erscheint uns Menschen als Lösung für die meisten unserer Probleme. Immerhin sind wir die Spezies, die es erfunden und damit die Basis unserer Gesellschaft, Leistungsbewertung und real existierenden Wertschätzung geschaffen hat. Es ist nicht nur, wie im Kapitel zuvor beschrieben, eng mit Spiritualität verknüpft, sondern scheint mit sämtlichen Bereichen unseres Lebens untrennbar verquickt. Jemandem, der nicht weiß, wo die nächste Miete herkommt, ein aufmunterndes »Geld allein macht nicht glücklich!« zuzurufen, wäre purer Zynismus. Und wer zehn Stunden an sechs Tagen die Woche knechtet, um den Lebensunterhalt gerade so bestreiten zu können, hat schlicht keine Zeit, sich viel Gedanken um andere Dinge zu machen. Wer Geld hat, bekommt immer mehr davon in Form von Zinsen, die aus der Tasche derjenigen stammen, die hart arbeiten müssen, um diesen künstlichen Mehrwert zu generieren.[32] Geld, ganz klar, ist eine starke Komponente von Macht.

---

32 In Sachen »künstlicher Mehrwert« sehen wir, wie viel Unheil unsere Banken nach wie vor anrichten, ohne für ihre Verbrechen zur Rechenschaft gezogen zu werden. Geldwirtschaft und Staat leben bei uns in einer symbiotischen Beziehung.

Doch Geld ist zwar vieles, aber nicht alles, was uns daran hindert, ein selbstbestimmtes Leben zu führen. Irgendwie assoziieren wir unbewusst immer die Wunscherfüllung, die uns das Geld erlauben soll, mit einem erfüllten Leben. Der bekannte Theologe Dietrich Bonhoeffer sagte dazu: »Es gibt ein erfülltes Leben trotz vieler unerfüllter Wünsche.»[33] Das, was man sich erträumt und wovon man sich letztendlich »Glück« verspricht, ist meist eine Illusion. Die Erfüllung von (materiellen oder durch Materielles erreichbaren) Wünschen ist nicht der Königsweg, sondern eine Milchmädchenrechnung auf dem Weg zu wahrer Erfüllung. Und Geld als Selbstzweck beschränkt und limitiert uns in jeder Hinsicht. Sein Erwerb kostet einfach zu viel an wertvoller Lebenszeit – Zeit, die wir nutzen könnten, die wahre Erfüllung zu finden. Und manchmal kostet es auch unsere Ideale: Wenn wir für ein Unternehmen arbeiten, dessen Werte oder Politik wir nicht teilen, oder Bankzinsen einheimsen für unsere Investitionen in Dinge, die wir »eigentlich« moralisch ablehnen.

Geld an sich ist nichts Schlechtes, es ist einfach ein Ausdruck von Energie. Es kommt darauf an, was du tust, um dieses Geld zu bekommen, wofür du es benutzt (um andere zu manipulieren, zu kontrollieren, zu unterstützen?) und was du mit ihm kaufst. Geld als Energie ist eine klare Form von Wert und Wertschätzung: Was bist du bereit, für Geld zu geben – wie viel Engagement, Mühe und Lebenszeit? Wie viel Arbeit, in Geld umgerechnet, ist dir der Besitz einer Sache wert? Wie viel kannst du anderen neidlos gönnen, ohne ihre Leistung in Gedanken zu schmälern und ihr Geld als »unverdient« wahr-

33 Dietrich Bonhoeffer: *»Widerstand und Ergebung«, DBW Band 8.*

zunehmen? Breitest du dich mit Geld hemmungslos aus oder schränkst du dich ein? Kaufst du nur das, was du wirklich brauchst – was voraussetzt, dass du weißt, was du brauchst? Bemisst du deinen eigenen Wert anhand dessen, was du an Geld verdienst? Siehst du Geld als eine faire Form von Wertschätzung dir gegenüber und von deiner Warte aus auch anderen gegenüber?

Geld als Energie ist auch Ausdruck von Eigenwert: Wie viel Geld bist du dir selbst wert? Wie viel lässt du dich deine Hobbys, Vorlieben und Interessen kosten? Hast du das Gefühl, dass dir Geld zusteht? Gibst du alles Geld, was kommt, immer gleich aus, weil du glaubst, du verdienst es nicht, es zu behalten? Gibst du es für andere aus, die es mehr verdienen? Fürchtest du, dass zu viel Geld deine Energien und deine Kreativität schmälern könnte?[34]

In unserem Kontext geht es nicht darum, wie du an möglichst viel Geld kommst, das richtige Mindset für Wohlstand herstellst, es beim Universum bestellst oder schnell und karmafördernd verdienen kannst. Es geht auch nicht darum, dass zum Thema für dich selbst zu sorgen auch die Frage gehört, dass und wie du dein Geld verdienst, um für deine materiellen Bedürfnisse zu sorgen.

Stattdessen geht es um Prioritäten. Geld als Energie von Fokus und Aufmerksamkeit bringt zum Ausdruck, was du als wirklich wichtig ansiehst. Tun wir einmal so, als flösse bei dir (im Gegensatz zu ALLEN anderen) der Geldfluss nicht unbegrenzt, frei und hemmungslos in beide Richtungen, leicht zu dir hin und voll Wonne von dir weg. Und alles, was begrenzt ist – Zeit, Geld,

34 Ich bin überzeugt davon, dass dieser Gedanke vielen Künstler*innen und Freischaffenden im Weg steht.

der eigene Raum –, muss geschickt verwaltet werden, um das Beste daraus zu machen. Also frage dich nach der Nachhaltigkeit deiner Investitionen: Wie viel Geld steckst du in Dinge, die dir nur flüchtiges Vergnügen geben? Wie viel in Dinge, die dich langfristig bereichern?

Ist Geld für dich ein Ersatz für etwas anderes? Neigst du zu Frustkäufen, wenn du dich aufmuntern willst? Willst du mit Geld dein soziales Ansehen aufpeppen? Benutzt du Geld, um deine Achtung und Zuneigung anderen gegenüber durch Geschenke und Einladungen zum Ausdruck zu bringen? Auch dir selbst gegenüber? Bist du nur anderen gegenüber großzügig, knauserst aber bei dir selbst? Fühlst du dich wertvoller oder sicherer, wenn du mehr Geld hast? Inwieweit hilft dir Geld, für dich zu sorgen? Oder räumst du dem Gelderwerb höhere Priorität in deinem Leben ein als dir selbst?

… deiner Sexualität?

Unsere Gesellschaft ist nur auf den ersten Blick aufgeklärt und liberal, wenn es um Sexualität geht. Aber diese zu missbrauchen, um damit Produkte besser zu verkaufen und Männlein wie Weiblein in verbrauchten, stereotypischen Geschlechterrollen zu zementieren, stellt eben keinen freien und wertschätzenden Umgang mit dieser unglaublich machtvollen Energie dar. Vor genau dieser Urkraft scheinen wir uns zu fürchten, denn nach wie vor unterdrücken wir unsere Triebe, um soziale Erwartungen zu erfüllen. Wir wollen gern sexy sein, denn dann fühlen wir uns begehrt, geliebt, anerkannt und in unserer Sexualität bestätigt – scheuen uns aber davor, unser Verlangen mitsamt seinen »dunklen« Bereichen zu erforschen. Und dunkel sind sie nur, weil wir nicht hinschauen wollen; unheimlich, weil sie uns unter Umständen etwas über uns verraten, was mit unserem Selbstbild nicht übereinstimmt. Der Spruch »oversexed and underfucked« bringt es ganz gut auf den Punkt: Sex wird uns um die Ohren geschlagen, wo wir gehen und stehen, und als jederzeit konsumierbare Ware präsentiert. Aber wenn es darum geht, frei von Hemmungen und Klischees die eigene Sinnlichkeit auf eine Weise zu genießen, die uns sexuelle Erfüllung bringt, sind wir in etwa so ungezwungen wie eine Jane-Austen-Heldin in einem Swingerclub.

Ich bin eine heterosexuelle Frau, stecke in einem weiblichen Körper und fühle mich darin wohl. Meine eigenen Erfahrungen und meine Perspektive sind deshalb auf diese Parameter beschränkt. Ich glaube, dass es Männern leichter fällt, ihre Sexualität zu leben – vorausgesetzt, diese entspricht dem stereotypen Rollenverhalten, das ihnen zugestanden wird. Wenn sie davon abweichen, müssen sie sich der Herausforderung stellen, ihr Anderssein in einem nur leidlich toleranten Umfeld zu behaupten. Aber immerhin werden sie in unserem Sozialisierungsumfeld dazu ermutigt, die eigene Sexualität zu erforschen. Diesbezüglich herrscht für Frauen nach wie vor eine Doppelmoral. Eine Frau soll sich sexuell begehrenswert präsentieren und offen sein (in dem Sinne, dass sie männlichen Wünschen gegenüber aufgeschlossen ist) – aber keine »Schlampe«, die eigene Forderungen stellt oder sich gar nimmt, was sie will. Jahrtausendelange christliche Prägung hat dafür gesorgt, dass wir immer noch in den klassischen Stereotypen von Hure oder Madonna gefesselt sind, und zwar nicht in lustvoller Weise wie beim Bondage, sondern im körperfeindlichen Kontext der Erbsünde. Die Folge ist, dass frau nicht nur die Restriktionen der Gesellschaft akzeptiert, sondern sie meist so verinnerlicht, dass sie sich selbst damit zensiert und ihr eigenes Selbstbild, sogar ihre Selbstwahrnehmung, danach ausrichtet. Eine Frau geht viel zu oft nicht offen mit dem um, was sie erregt; sie leugnet oder unterdrückt es reflexhaft. In der Erziehung wird oft unterdrückt, dass Kinder ihren Körper kennenlernen, denn viele Eltern sind schlicht damit überfordert, wenn liebe kleine Mädchen masturbieren. Oft genug orientiert sich die heranwachsende Frau dann später an dem Bild von Sexualität, das die männliche Sichtweise in unsere Gesellschaft projiziert und aufrecht hält. Entweder sie kommt mit der ihr in diesem Kontext zugedachten Rolle zurecht, oder sie verliert mehr und mehr die Lust daran (um dann als »frigide« abgestempelt zu werden).[35]

So wissen viele Frauen tatsächlich nicht, was sie erregt und wie sie zum Orgasmus kommen. Einige erfahren diesen leichter, wenn sie allein sind als gemeinsam mit einem anderen Menschen; manche haben Hemmungen zu masturbieren. Selbst nicht wissend, was sie brauchen, um in Fahrt zu kommen, überlassen sie ihren Körper ihrer Partnerin oder ihrem Partner: Mach du mal, bring mich zur Ekstase!

Du ahnst es bereits, liebe Leserin: Du bist auch für deine eigene sexuelle Befriedigung verantwortlich. Das liegt wortwörtlich und buchstäblich in deiner eigenen Hand. Um deiner Partnerin oder deinem Partner kommunizieren zu können, was du

35 Ob es dem weiblichen Empowerment dient, wenn Frauen sich selbst zum Objekt stilisieren, um diese Betrachtungsweise, der sie nicht entkommen, wenigstens selbst in der Hand zu haben, wird aktuell heiß diskutiert.

dir wünschst, oder um dir selbst Gutes zu tun, musst du dich und deinen Körper sehr intim kennenlernen. Dann musst du den Mut finden, diese Erkenntnisse mit den Personen zu teilen, mit denen du auch deinen Körper teilen willst. Hier kann durchaus Pornografie helfen, denn sie zeigt, dass es in Ordnung ist, Lust hemmungslos auszuleben, und auch, wie viele verschiedene Spielarten davon es gibt. So finden wir auch heraus, wo für uns die individuellen Grenzen verlaufen. Jede falsche Hemmung, die wir nicht selbst erkundet haben, liegt wie ein Felsbrocken auf dem Weg zur eigenen Lust. Und zwischen unseren Ohren liegt unsere größte erogene Zone überhaupt: Das Gehirn mit seiner Fantasie, das dem Körper sagt: »Hey, das gefällt mir. Atme schneller! Werde feucht! Berühr dich!«

Der Zugang zur eigenen Lust ist pure Lebensfreude. Lass dich nicht davon abschrecken, weil dir die Dinge, die dich anmachen, »billig« oder »schmutzig« erscheinen, weil sie mit deinem Selbstbild nicht übereinstimmen oder weil du gerade ohne Partner*in durchs Leben gehst. Wenn es um einvernehmlichen Sex zwischen Erwachsenen geht, ist alles erlaubt. Behalte auch hier die Kompetenz und Verantwortung bei dir, denn deine Partner*innen sind nicht dafür zuständig, dass du ein lustvolles Leben führst. Sie können das zwar fraglos sehr bereichernd und zielführend unterstützen und dich im idealen Fall aufs Angenehmste überraschen. Aber sie können – und sollen – das nicht im Alleingang übernehmen. Sie sind auch nicht verantwortlich dafür, dass du ihnen etwas vortäuschst oder dich auf Dinge einlässt, die du nicht wirklich machen willst. Vielen von uns fällt es, gerade in der Liebe, sehr schwer, Nein zu sagen, uns abzugrenzen oder fremdes Begehren durch eigenes zu ersetzen. Wir wollen so sehr gefallen und um unserer selbst geliebt werden, dass wir unser Eigenes aus den Augen verlieren: die eigene Lust, das eigene Verlangen, die eigenen Grenzen.

Wenn du fremde Bedürfnisse zu deinen eigenen machst, darfst du dich nicht wundern, wenn du unbefriedigt bleibst. Dasselbe passiert, wenn du deine eigenen Bedürfnisse aus Angst vor Zurückweisung oder Verurteilung leugnest. Beides ist ein hoher Preis, den du dafür zahlst, ja nicht durch das Raster zu fallen, das du als »akzeptabel« für dich akzeptiert hast, ohne es je zu hinterfragen.

... deiner Partnerschaft?

Der Mensch meiner Träume sieht gut aus, hat schöne Hände und einen knackigen Hintern, ist idealerweise kerngesund, hat notwendigerweise Humor und ist natürlich nicht auf den Kopf gefallen. Seine inneren Qualitäten, die sich in unserer Beziehung manifestieren: Er ist verständnisvoll und fürsorglich, verehrt mich, widerspricht nur, wenn er wirklich Recht hat, und erkennt ohne Neid und Groll, dass dies eher selten der Fall ist; er bringt mir morgens den Tee ans Bett und mich nachts in demselben zur Ekstase; er kann kochen, massieren und Dinge reparieren; er liest gute Literatur und kennt sich auch mit Comics aus, geht mit mir in suspekte Kneipen und anspruchsvolle Theaterstücke (die er mir hinterher erklärt, ohne dabei belehrend aufzutreten); er findet jede meiner kleinen befremdlichen Eigenarten ganz entzückend und hat selbst keine; er unterstützt mich, ohne mich zu hinterfragen, er kritisiert mich nie und nimmt wohlmeinende Kritik von mir dankbar entgegen ...

Ich könnte jetzt eine ganze Zeitlang so weitermachen, und zu vielem würdest du sicher zustimmend nicken. Aber du hast es schon gemerkt: Das ist reine, selbstbezogene Fiktion. Hätten wir nicht alle lieber so jemanden an unserer Seite statt der so furchtbar *realen* Wesen, mit denen wir im wirklichen Leben zu tun haben? Wesen wie wir, voll sonderlicher Eigenheiten und Angewohnheiten, Imperfektionen und Erwartungshaltungen. Wenn wir uns selbst nicht akzeptieren, wie wollen wir dann unsere Partnerin oder unseren Partner akzeptieren? Und wie können wir erwarten, dass wir von ihnen akzeptiert werden? Knifflig!

Wir alle wollen in einer Beziehung wahrgenommen, akzeptiert und geliebt werden; freuen uns über Anregungen, Unterstützung und Loyalität; wollen uns geborgen fühlen und Vertrauen geben und erfahren; wünschen uns, dass der oder die andere uns auffängt und aufbaut, wenn es einmal nötig ist; und zuletzt würde es gar nicht schaden, wenn der Sex fantastisch wäre.

Geben wir das auch selbst? Nicht »nur« der Partnerin oder dem Partner, sondern ganz besonders auch uns?

Eher weniger, wenn wir ehrlich sind. Stattdessen projizieren wir Erwartungen auf die Menschen an unserer Seite, als ob's kein Morgen gäbe. Was wir nicht bringen, soll dafür unsere »bessere Hälfte« bringen; was uns fehlt, soll sie ausgleichen. Dieser eine Mensch, zu dem wir uns mehr hingezogen fühlen als zu allen anderen, wird für genau dieses Gefühl bestraft, indem wir ihn mit unseren Idealvorstellungen, Wünschen und Hirngespinsten ersticken. Nach einer lebenslangen Zwangsdiät von romantischen Komödien und Liebesschnulzen glauben wir nicht nur, dass es den einen oder die eine für jeden Menschen gibt, und zwar nur einmal und in epischer Größe, sondern auch, dass er oder sie sämtliche dieser Funktionen in unserem Leben bedienen soll. Dafür ist er oder sie ja da! Selbst wenn die Objekte dieser Projektionen explizit offenbaren, für dieses oder jenes nicht in Frage zu kommen, diese oder jene Eigenarten zu besitzen, diese oder jene Inkompatibilität aufzuweisen, hören wir nicht hin! Sondern denken, dass sie sich irren, dass sich das mit der Zeit schon gibt, wenn sie uns erst einmal mit Haut und Haaren gehören oder gar, im schlimmsten Falle von allen, dass wir sie ändern können.

Ganz bestimmt! Und der Mond ist aus Käse.

Dennoch hängen wir uns wie Klammeräffchen an die, von denen wir uns romantische Erfüllung versprechen, und versuchen viel zu oft, in einer Wüste einen Brunnen zu graben, der so viel Wasser gibt, dass wir diesbezüglich nie wieder dürsten müssen. Dann wundern wir uns, dass er trocken bleibt. Mehr noch: Wir machen es unserem Gegenüber zum Vorwurf.

Das ist ein wenig so, als würden wir jeden Tag zum Schuster gehen, um Brötchen zu kaufen, und wären jeden Tag bitter enttäuscht, dass er keine hat. Glauben wir, dass er irgendwo welche heimlich hortet, die er nicht herausrücken will? Glauben wir, er würde sich irren, wenn er behauptet, Schuster zu sein, und ist in Wahrheit eine heimliche Bäckerin? Ich weiß nicht, was wir glauben. Aber weder Schuster noch Bäckerin ist ein Vorwurf zu machen, wenn wir kein Brot vom einen und keine Ledersohlen von der anderen bekommen. Damit musst ganz allein du zurechtkommen.

Wie wäre es, wenn du das, was du dir von einer echten Partnerschaft auf Augenhöhe erwartest, gar nicht mehr vom Gegenüber brauchst? Sondern wenn du gelernt hättest, es in dir selbst zu finden, weil du für dich selbst sorgen kannst und die Verantwortung für dein Leben in den eigenen Händen hältst?

Du würdest dich nicht auf die falschen Partner*innen einlassen, nur um nicht allein zu sein.

Du würdest deine Partner*innen nicht mit deinen Erwartungen überladen.

Du wärst an einem gesunden Gleichgewicht in der Beziehung interessiert.

Du würdest deine Partner*innen als die Personen wahrnehmen, die sie sind, und nicht die, als die du sie gerne hättest.

Du wärst in keiner Weise mehr bedürftig oder emotional abhängig.

Du würdest deinen Partner*innen den Freiraum einräumen, den du selbst für dich in Anspruch nimmst.

Du würdest deinen Partner*innen deine Unzufriedenheit nicht zum Vorwurf machen.

Du wärst nicht mehr gekränkt, wenn deine Partner*innen lieber etwas anderes tun, als sich in jeder Minute um dich zu kümmern.

Du würdest deine Vorlieben und Interessen auf mehrere Freund*innen verteilen und nicht nur auf eine Person, die nicht unbedingt jede Vorliebe und jedes Interesse teilt.

Du wärst in deiner Unabhängigkeit stark genug, auch Verletzlichkeit zuzulassen und dich zu öffnen.

Du würdest klar kommunizieren, was du im sexuellen Bereich brauchst, und bei Bedarf eine Lösung finden, mit der alle Beteiligten leben können.

Du würdest nicht an der Liebe deiner Partner*innen zweifeln, nur weil sie es nicht täglich mehrfach in der Form zum Ausdruck bringen, die du für angemessen hältst.

Die Grundbedürfnisse wären damit erfüllt, genau so, wie du es dir wünschst und es brauchst. Anerkennung, Wertschätzung, Fürsorge, Unterstützung für dich und damit auch dein Gegenüber würdest du selbst mit in die Beziehung einbringen. Alles Weitere wäre ein wertvolles Geschenk, das du dafür umso mehr schätzen würdest, weil es von selbst kommt, und nicht, weil es von dir eingefordert wird.

Stressfreier leben, zwangloser lieben. Wäre das etwas, das dir gefallen könnte?

… deiner Familie?

Da ich kinderlos glücklich bin, mag mir der eine oder die andere die Kompetenz absprechen, mich zu diesem Thema zu äußern. Da gebe ich zu bedenken, dass ich etliche Familien aus nächster Nähe kenne, mittendrin statt nur dabei sozusagen, dass einige meiner besten Freund*innen familiär strukturiert sind und ich selbst in einer Familie aufgewachsen bin. Ich kann als aktives Familienmitglied ehrenhalber die Vorteile der verschiedensten Varianten von Familienleben genießen und erfahre dabei manchmal mehr, als mir recht ist. Hinterher kann ich mich wieder verabschieden, um all die unaussprechlichen Dinge zu tun, die sich nur Singles erlauben können, weil sie nicht unter ständiger Beobachtung stehen.[36]

Familie ist längst nicht mehr, was uns vor nicht allzu langer Zeit als Vater und Mutter (beide natürlich in erster Ehe verheiratet und die Mutter Hausfrau) samt zwei bis drei Kindern

---

36 Beim Frühstück YouTube gucken. Zu nachtschlafender Zeit aufstehen und in allen Zimmern herumlaufen. Kräutersude ansetzen, die seltsam riechen, und das Fahrrad in der Küche reparieren.

verkauft werden sollte. Das war schon damals fragwürdig, wurde aber mangels anderer Optionen ignoriert. Heute glauben außer Werbung, Kirche und rückständigen Politiker*innen die meisten, dass dies nur eine von mehreren gleichwertigen Möglichkeiten ist, Familie zu leben und erfolgreich Kinder großzuziehen. Es ist noch nicht einmal die beste Möglichkeit, wie die aktuellen Scheidungsraten belegen. Nichtsdestotrotz: Die ideale Variante einer Familie, ganz gleich, wie sie gestrickt ist, hat immer das Wohl der Kinder im Blick.

Hier kommen wir zur Krux des Familienlebens: Wie sollst du für dich sorgen können, wenn du für die Kinder zu sorgen hast? Auch der Tag von Eltern hat nur 24 Stunden (von denen 20 den Kindern gehören, während der Rest in unruhigem Schlaf voller Sorgen um die Zukunft derselben verbracht wird).

Stimmt, das kannst du nicht wirklich. Zumindest nicht, solange die Kinder klein und extrem wartungsbedürftig sind. Aber sobald sie in der Schule sind, erleichtert sich die Situation. »Leider nicht«, sagst du, »im Gegenteil! Sowie die Elternzeit vorbei ist, habe ich Kinder und Haushalt und noch dazu den Job an der Backe. Da bleibt sogar noch weniger Zeit für mich übrig!« Das kannst nur du wissen und ich nicht beurteilen. Vielleicht bist du wirklich rund um die Uhr eingespannt und hast nicht einmal eine halbe Stunde Leerlauf am Tag. Und vielleicht siehst du auch tatsächlich keine Möglichkeit, das zu ändern. Gute und familienverträgliche Jobs mit fairen Arbeitszeiten, gerade für Alleinerziehende, wachsen schließlich nicht auf Bäumen.[37] Vielleicht hast

---

37 Wo auch keine Halbtagsjobs und unternehmenseigenen Kinderhorte wachsen. Mal ganz abgesehen von der Unvereinbarkeit der Dauer von Schulferien mit der eigenen Urlaubszeit. In dieser Hinsicht leben wir in einem beschämenden Entwicklungsland.

du aber jeden Abend zwischen dem Bettgang der Kinder und deinem eigenen ein wenig freie Zeit, die du für dich nutzen könntest, statt dir vom Fernseher die letzte Energie rauben zu lassen. Vielleicht könntest du dir wenigstens einen Abend in der Woche freiräumen, den du zu deiner freien Verfügung hast.

Unabhängig vom Zeitfaktor geht es hier vor allem um die innere Haltung. Für deine Kinder ist es wichtig, dass du »stabil« bist: eine Konstante in ihrem Leben, auf die sie sich verlassen können. Sie wollen, dass du immer für sie da bist, und das sollst du auch sein. »Immer« bezieht sich hier auf eine grundlegende Bereitschaft und Verpflichtung ihnen gegenüber: Deine Kinder sollten nicht morgens aufwachen müssen in der Sorge, du könntest dich über Nacht abgesetzt haben. Sie sollten nicht jeden Abend allein daheim verbringen, wenn sie sich ängstigen und Sorgen machen, wo du bleibst. Sie sollten wissen, dass sie sich jederzeit an dich wenden können, wenn sie Probleme haben.

»Immer« bedeutet aber nicht zwangsweise: in allen Fällen und in jeder Minute jedes Tages. Wenn dein Kind nicht ständig Aufmerksamkeit einfordern muss, weil es das Gefühl hat, sonst zu wenig davon zu bekommen, ist dein Leben stressfreier. Kinder profitieren am meisten von dir, wenn du ausgeglichen und mit dir selbst im Reinen bist. Wenn du ein Kind wärst, was würdest du dir dann wünschen: Ein übermüdetes und reizbares Elternteil, das jede Minute seiner freien Zeit mit dir verbringt – oder ein zufriedenes und gutgelauntes, das weniger Zeit mit dir verbringt, aber wenn, dann voll und ganz bei dir ist? Wenn du dir Zeiten des inneren Rückzugs gönnst, minimierst du zudem das Risiko, Stress, Sorgen und Frust bei deinen Kindern abzuladen oder gar abzureagieren, ob bewusst oder unbewusst. Elternprobleme sollten den Kleinen erspart bleiben.

Es ist niemandem damit geholfen, dass du dich für deine Kinder aufopferst oder ihnen zuliebe etwas aufgibst – auch und vor allem deinen Kindern nicht. Denn irgendwann, so steht zu befürchten, wirst du das den betreffenden Menschen in irgendeiner Form zum Vorwurf machen – sei es auch nur in der, dass du permanente Dankbarkeit erwartest. Oder aber sie fühlen sich schuldig, weil sie glauben, dass sie für deinen Verzicht verantwortlich sind. (Sie sind es nicht. Das weißt du.) Kinder bringen ihr eigenes Ding mit, wenn sie auf diese Welt kommen. Du kannst nicht erwarten, dass sie dich zu ihrem Lebensinhalt machen. Umgekehrt solltest du aber auch nicht versuchen, in ihnen oder durch sie deine Erfüllung zu finden. Denn dann überlädst du sie mit deinen Erwartungen, erziehst sie unter Umständen zur Unselbstständigkeit und belastest sie mit einer Aufgabe, die in deinen Verantwortungsbereich fällt.

Benutze deine Kinder nicht als Ausrede dafür, dass du dich nicht um dich selbst kümmerst: »Ich würde ja gern, aber die Kinder …« Was denn? Lieber in den Bergen statt in Legoland Urlaub machen? Keine Endlosschleifen nervtötender Kinderlieder hören, sondern auch mal Stille genießen? Mehr Sport treiben und insgesamt gesünder leben?

Wenn du dies nicht machst, liegt das nicht an deinen Kindern! Klar: Sie können alles von dir haben. Aber nicht für immer. Und einige Dinge sollten trotzdem bei dir bleiben. Wenn heute der bunte Zeichentrickfilm läuft, bekommst du morgen deine farblose Doku. Wenn ihr diesmal an den Badesee fahrt, geht's nächstes Mal zum Wandern. Statt Ausschließlichkeit bei der Berücksichtigung der unterschiedlichen Vorlieben lässt sich garantiert eine gesunde Balance finden, die den Interessen beider Seiten gerecht wird. Abwechselnd halt, nicht gleichzeitig.

Wenn du achtsam und ehrlich bist, wirst du auch bald unterscheiden können zwischen einem Egotrip und echten eigenen Bedürfnissen, denen ein Recht auf Wahrnehmung und Befriedigung zusteht. Du hast zwar oberste Priorität in deinem Leben, wirst aber deiner Familie zuliebe oft darauf verzichten und ihr diese Priorität einräumen – aber hoffentlich nicht vergessen, dass du immer noch da bist.

… allen anderen Menschen?

Das Leben auf dieser Welt könnte so schön sein – wenn da nur nicht immer die anderen wären. Die ANDEREN! Jene, welche. Alle, die nicht DU sind und ohne die wir geschätzte 98 Prozent unserer Probleme nicht hätten.[38] (Oder aber wir hätten sie, aber sie würden uns nicht auffallen und eh niemandem sonst, weil ja keiner da wäre, also vernachlässigbar.) Der Existenzialist Jean-Paul Sartre ließ eine seiner Figuren erkennen: »Die Hölle, das sind die anderen.«[39] Damit machte er klar, was wir ohnehin schon ahnten: Dass es nicht mehr als ein, zwei andere Leute um uns herum braucht, damit infernalische Verhältnisse herrschen. Nur: Wenn sie nicht wären, würden wir uns vielleicht eine halbe Stunde lang darüber freuen, dass uns niemand Vorfahrt oder Fernbedienung nimmt, Steuern abkassiert oder mit schlechter Musik beschallt. Und die restliche Zeit wären wir mit dem

38 Der Rest der Probleme setzt sich zu 1 Prozent aus Lebensmittelunverträglichkeit und zu 1 Prozent aus Realitätsverlust zusammen.

39 Im Theaterstück *Geschlossene Gesellschaft*.

puren Überleben beschäftigt, das ohne alle anderen nicht nur unendlich mühsamer, sondern noch dazu relativ sinnlos wäre. Denn so weit, sämtliche anderen Menschen zu ersetzen, kann der Ansatz, für sich selbst zu sorgen, dann doch nicht reichen.

Wenn du für dich selbst sorgst, wäre es unfair, wenn das zu Lasten der anderen geht. »Aber wie soll das denn sonst möglich sein?«, magst du dich fragen. »Wenn ich mir mehr Zeit für mich nehme, bleibt weniger für meine Freund*innen. Wenn ich nur an das denke, was mich betrifft, nehme ich anderen meine Aufmerksamkeit und Unterstützung weg.« Tja, so lässt sich das Sich-um-sich-selbst-Kümmern auch interpretieren. Es gibt aber immer einen Weg, niemandem mehr zuzumuten, als zumutbar ist. Beispiel: Wenn du lieber golfen gehst, als dem Freund mit einer eben zerbrochenen Beziehung beizustehen, geht das auf Kosten der Freundschaft. Wenn du lieber daheim einen Lauen einschiebst, statt mit der Freundin ins Theater zu gehen, versagst du ihr keine Solidarität in einer harten Zeit, sondern konfrontierst sie einfach mit ihrer Unlust, allein auszugehen. Wenn du eine Verabredung am liebsten absagen würdest, weil du geschlaucht bist, und dich doch aus Gefühlen der Verpflichtung hinquälst, wirst du wahrscheinlich nicht ganz die angenehme und prickelnde Gesellschaft sein, die du üblicherweise bist, sondern mehr die sozialen Skills von Lord Voldemort[40] an den Tag legen. Umgekehrt musst du dann natürlich auch akzeptieren, dass Freund*innen eine Verabredung mit dir absagen, die dir wichtig ist.

Der Umgang mit anderen basiert im Idealfall auf Solidarität, Menschlichkeit und einem fairen, gesunden Austausch von

40 Harry Potters Nemesis und Bedrohung der gesamten Zaubererwelt.

Energien. Wir alle haben unser Päckchen zu tragen, wobei gilt: dein Päckchen – deine Verantwortung. Behalte deins bei dir und versuche nicht, es anderen aufzuladen. Lass dir aber auch nichts Fremdes aufhalsen. Was du für dich in Anspruch nimmst, musst du auch anderen zugestehen. Und dem Anspruch, den du an andere stellst, musst du selbst auch gerecht werden. Ganz wichtig ist hier eine klare Kommunikation (siehe auch Kapitel »Wie kommunizierst du effektiv?«): Wenn du darauf wartest, dass deine Mitmenschen deine Gedanken lesen, wirst du lange warten. Subtile Zwischentöne und implizierte Mehrdeutigkeiten sind reine Zeit- und Atemverschwendung. Sprich deutlich aus, was Sache ist – und gebe anderen den Raum, ebenfalls ihre Sache deutlich auszusprechen, ohne alles gleich persönlich zu nehmen.

Du kannst natürlich jemanden bitten, dir zu helfen, und auch anderen deine Hilfe anbieten. Aber wenn immer nur ein Teil gibt und der andere nimmt, schadet das auf Dauer dem gesunden Gleichgewicht und tut beiden nicht gut. Es hält sie in Rollen fest, deren Kontext sich im Lauf der Zeit möglicherweise verändert: Irgendwann werden dann aus den Großzügigen die Gutmütigen, die sich ausgenutzt fühlen, und aus den Unterstützten die Bittsteller*innen, denen man nichts zutraut. Wenn du nichts annimmst oder in Anspruch nimmst, was du nicht auch selbst zu geben bereit bist, bist du im grünen Bereich. Wenn deine Freundschaften auf echter menschlicher Zuneigung aufbauen, wird sich ein Gleichgewicht finden. Wenn es eine Freundschaft ist, bei der ein Teil vom anderen nur in irgendeiner Weise profitieren will, hat sich die Sache ohnehin erledigt.

Eine Begegnung auf Augenhöhe schließt auch aus, Hilfe – wie auch Ratschläge – ungefragt zu geben. Damit stellst du dich über die anderen, denn es impliziert, du könntest oder wüsstest etwas besser als sie. Selbst wenn es so wäre: Mit unerbetener Hilfe hält man andere Leute »klein«; mit unerbetenen Ratschlägen macht man sich unbeliebt.[41]

Übergriffe und Manipulation tun niemandem gut – weder aktiv getätigt noch passiv erduldet. Hast du eine Methode, andere zu etwas zu überreden, die an Manipulation grenzt? Sagst du Nein, wenn du nein meinst, und tust nicht zähneknirschend etwas gegen deinen Wunsch und Willen, was du dann irgendwie doch der anderen Person in irgendeiner Form vorwirfst? Können die anderen deine Zusage als bare Münze nehmen, ohne dass du dich hinterher darüber beschwerst, überrumpelt worden zu sein? Wenn es dir schwerfällt, Nein zu sagen, dann versuche es mit: »Ich überlege es mir.« So gewinnst du Zeit und kannst dich vielleicht zu einem Nein hinarbeiten. Wenn du deine Entscheidung getroffen hast, dann steh dazu und verteidige deine Interessen. Und wenn du das aus irgendwelchen Gründen nicht tun kannst oder magst, dann mach niemanden sonst dafür verantwortlich.

Aber am geschicktesten manipulieren wir ja uns selbst: Wir fürchten, dass andere schlecht von uns denken könnten, wenn wir ihnen etwas verweigern. Wie ist es mit dir – denkst du schlecht über Leute, die sich einer Bitte oder einem Vorschlag verweigern? Glaubst du, andere könnten dich be- oder verurteilen, weil du es insgeheim auch so mit ihnen machst? Wenn du für dich selbst sorgen willst, dann gewöhne dir ab,

41 Ich gebe zu, dass ich dazu neige, unerbetene Ratschläge zu erteilen. Da dachte ich: Schreib doch einfach ein Buch – wenn die Leute dafür zahlen, kann von »unerbeten« keine Rede sein!

andere auf Grundlage deiner eigenen Umstände, Erfahrungen, Wirklichkeiten zu bewerten. Am besten gelingt das, wenn du dich selbst nicht ständig bewertest.

Und im Grunde kann es dir egal sein, was sie über dich denken – oder was du vermutest, dass sie von dir halten. Weil du dich um deinen Kram kümmerst und zu Recht erwarten kannst, dass sie dasselbe tun. Und wenn nicht, kannst du es ohnehin nicht ändern.

Der schnellste Weg zur ewigen Unzufriedenheit ist, sich mit anderen zu vergleichen, mit dem, was sie sind und haben (oder zu sein und haben scheinen). Sinnvollerweise vergleichen wir uns ja gern mit jenen, von denen wir glauben, sie stünden besser da – und nicht den anderen, von denen wir wissen, dass es ihnen schlechter geht. Aller Wahrscheinlichkeit nach gilt das, was anderen guttut und was sie brauchen, nicht für dich. Lass sie also ihr Glück suchen, freue dich, wenn sie es finden, und gönne so euch beiden ein wenig Freiheit und Erleichterung.

… dir selbst?

Wer hat das Sagen in deinem Kopf: Gollum oder Sméagol?[42] Machst du dir permanente Vorwürfe oder liebevolle Komplimente? Stellst du dich bei jedem Missgeschick gleich selbst in Frage? Oder reagierst du mit Verständnis? Drischst du mental auf dich ein, als wolltest du aus einem nassen Lappen Funken

42 Siehe *Der kleine Hobbit* und *Der Herr der Ringe*. Gollum war ein sympathischer junger Hobbit namens Sméagol, bevor er dem Einen Ring verfiel und sich seine Persönlichkeit spaltete: in den gierigen, gehetzten, hasserfüllten Gollum und den abwiegelnden, wohlmeinenden Smeagol, der noch an das Gute glaubt.

schlagen? Oder massierst du dir innerlich auch schon mal die Schultern, wenn du es brauchen kannst?

Glaubst du, dass du deine Sache in jedem Moment, unter allen Umständen, vor dem Hintergrund deiner Geschichte und Erfahrungen besser hättest machen können, ja machen müssen? Oder bist du überzeugt davon, dass du immer das Bestmögliche tust, was du in diesem Moment, unter diesen Umständen, vor deinem individuellen Hintergrund tun kannst?

Verkneifst du dir kleine, alltägliche Dinge, die du gerne hättest oder tun würdest, weil du meinst, sie nicht verdient zu haben? Oder machst du dir selbst gelegentlich mit einem Geschenk, welcher Art auch immer, eine Freude?

Begegnest du dir wie einem guten Freund, einer lieben Freundin, voll Respekt und Anteilnahme, mit Freude an der Begegnung? Oder würdest du dich bei einem Schiffbruch lieber ersaufen lassen, statt allein mit dir auf einer einsamen Insel leben zu müssen?

Stellst du dir selbst Bedingungen, die du erfüllen musst, um dein eigenes Wohlwollen zu verdienen? Oder ist dein Wohlwollen dir selbst gegenüber eine Art Grundeinstellung?

Gibst du dir Mühe, herauszufinden, was du wirklich zum Glück brauchst? Oder meinst du, diese zeitliche Investition würde sich nicht lohnen?

Bist du überzeugt davon, dass dir Gutes im Leben nicht so ohne Weiteres zusteht? Oder gönnst du dir einfach so, dass es dir gutgeht? Mehr noch: Sorgst du dafür, dass es das tut?

Ob wir gut für uns sorgen, sieht man uns an: an der Freude und guten Stimmung, mit der wir durchs Leben gehen. Daran, dass wir nicht ständig andere für unsere Belange verantwortlich machen und über einen großen Handlungsspielraum verfügen. Auch wir selbst erkennen den Unterschied zwischen einer Lach- und einer Sorgenfalte im eigenen Gesicht. Nur kümmert es uns manchmal nicht, weil wir andere oder anderes für wichtiger halten. Dabei sind wir der Mensch, mit dem wir alt werden, wenn es so sein soll. Wir sollten uns allein schon deshalb gut mit uns selbst stellen.

Nicht nur begangene, auch unterlassene Taten zeigen, wer wir sind. Laotse gibt zu bedenken: »Verantwortlich ist man nicht nur für das, was man tut, sondern auch für das, was man nicht tut.«[43] In diesem Sinne: Wärst du für unterlassene Hilfeleistung dir selbst gegenüber zur Rechenschaft zu ziehen?

Und nicht nur unsere Taten, auch unsere Gedanken zeigen, wie wir wirklich zu uns stehen. Ob wir für uns sorgen, weil wir uns dieses Recht zugestehen und es uns wert sind, ist eine Wahl, die wir täglich von Neuem treffen. Auch wenn wir gewohnheitsmäßig heute gern das tun würden, was wir schon gestern und vorgestern getan haben, können wir diese Routine jederzeit durchbrechen. Wirklich jederzeit.

Magst du jetzt vielleicht das Buch aus der Hand legen und überlegen, womit du dir in genau diesem Moment etwas Gutes tun könntest? Einfach so, um dir eine Freude zu machen?

Und nach der Freude lies gerne weiter: Das nächste Kapitel verrät dir, welche Qualitäten dir dabei helfen können, für dich selbst zu sorgen.

---

43 Laotse ist mit Konfuzius und Mengzi einer der drei ganz Großen der fernöstlichen Weisheit. Laotse war der Erste; von ihm ist allerdings auch am wenigsten bekannt. Auf ihn geht der Daoismus zurück, er glaubte an das Gute im Menschen und sagte: »Wer Ziele hat, hüte sich sie zu erreichen, denn der Weg ist das Ziel.«

WAS BRINGT DICH WEITER?

Manchmal ist es tatsächlich so einfach, als würde man einen Schalter umlegen. Manchmal klemmt es aber auch, als sei es ein Schraubglas mit Wirtschaftswundermarmelade aus dem Nachlass der Oma.

Wie schon an anderer Stelle erwähnt, habe ich keine magischen Tricks à la »In drei einfachen Schritten zur Selbstwert-Platinkarte«, »Selbstakzeptanz, organischer Anbau, Kiloware« oder »500 bewährte Kniffe für mehr Selbstironie« im Angebot. Ich bin auch immer etwas skeptisch, wenn mir Bücher oder Artikel mit vergleichbaren Überschriften über den Weg laufen. Nicht deshalb, weil es nicht wirklich solide, brauchbare Tipps gäbe, die für den einen oder die andere den Schalter umlegen könnten. Sondern weil wir einfach alle zu verschieden sind, als dass man hier mit »One Size Fits All« arbeiten könnte. Statt »Versuch mal das!« möchte ich lieber die Aufmerksamkeit auf bestimmte Dinge lenken, die dich vielleicht dazu anregen, selbst Überlegungen anzustellen, wie es in dieser Hinsicht mit dir bestellt ist. Und wenn du Handlungsbedarf siehst, wirst du schon handeln, wenn die Zeit für dich dazu reif ist. Wenn du es nicht tust, dann war es nichts für dich, oder aber dein Weg führt noch woandershin. Das ist alles möglich und alles gleichwertig.

Manche Dinge zeigen sofort Ergebnisse, an anderen muss man mehr schrauben als an Omas Wundermarmelade, bis sich etwas rührt. Die folgenden Qualitäten halte ich für sehr hilfreich – aber sie sind keine Selbstläufer. Du musst dich schon um sie bemühen, sie hegen und pflegen. Selbstwert beispielsweise ist etwas, das die Besten von uns bis ins hohe Alter auf Trab halten kann. Selbstakzeptanz klingt immer so einfach, wenn wir es anderen empfehlen, fällt aber auch niemandem in den Schoß. Und Selbstironie schließlich erscheint vielen wie Kopfrechnen: eine Gabe, die nur wenig Erwählten zugefallen ist. Doch wie auch beim Kopfrechnen kommt man hier nicht mit billigen Ausreden, sondern nur mit Übung weiter.

Selbstwert

Mangelndes Selbstwertgefühl tragen wir wie Unterwäsche: täglich, nur für wenige Auserwählte sichtbar und in zahllosen Varianten. Ohne, so fühlt es sich an, fehlt uns etwas, und anständige Leute gehen nur mit aus dem Haus. Das ergibt auch Sinn, leben wir doch in einer Gesellschaft, deren Wirtschaft darauf basiert, dass wir alle mehr oder weniger bewusst davon überzeugt sind, verbesserungswürdig zu sein. Unseren Wert müssen wir uns erst verdienen: durch Leistung, Wissen, Attraktivität, Beliebtheit, Konsum … Wer würde es da noch wagen oder auch nur auf die Idee kommen, sich einfach so, wie er oder sie auf die Welt geplumpst ist, als wichtig und wertvoll zu empfinden? Das wäre allzu einfach, eigentlich schon faul und vielleicht sogar anmaßend. Gewisse Dinge erbt man oder gewinnt man im Lotto – andere muss man sich hart erarbeiten. Nur: Selbstwert fällt weder in die eine noch in die andere Kategorie. Wir alle werden damit geboren. Wir wissen es nur nicht. Und wenn uns es später jemand erzählt, wollen wir es nicht glauben.[44]

Wir alle kennen die Glaubenssätze, mit denen wir mangelnden Selbstwert ausdrücken, die ganze Arie rauf und runter von »Ich kann das nicht« über »Das steht mir nicht zu« bis hin zu »Ich werde nie glücklich sein« Und warum nicht?

Weil wir es nicht wert sind.

Mit dem Verzweifeln an dem, was eigentlich unveräußerliches Attribut unserer selbst ist, können wir uns unser ganzes Leben lang beschäftigen wie mit einem Zettel, auf dessen beiden Seiten steht: »Bitte umdrehen!« Witzig, dass ausgerechnet ein Kosmetikkonzern auf die Idee kam, mit dem zu werben, was jede*r von uns eigentlich täglich mehrmals von sich aus sagen sollte: »Weil ich es mir wert bin.« Im Werbespot klang es wie das Optimum an Extravaganz, lässigem Luxus und Superschnittchenhaftigkeit. Den Topmodels nahmen wir auch sofort ab, dass sie es wert seien: im Hinblick auf ihre Tagesgage, von der ein ganzes Dorf in Afrika ein Jahr lang (und zusätzlich die Verwandtschaft in Deutschland) leben könnte bis hin zu ihrer Schönheit und Jugend, die ohnehin alle, die damit gesegnet sind, unangreifbar und glücklich machen.

Ja von wegen! Dabei wissen wir genau, dass gerade die Beautys, die von ihrem Aussehen leben, sich selbst oft als ziemlich grauslig empfinden, nie in der und mit der eigenen Haut zufrieden sind und teilweise sogar unter Dysmorphophobie[45]

---

44 Zehn Fragen zur Selbsteinschätzung liefert die Skala zum Selbstwertgefühl von Rosenberg. Die gibt es auch online auf diversen Websites.

45 Störung der Wahrnehmung des eigenen Körpers.

und Anorexie leiden. Und das noch, bevor der ganz natürliche Alterungsprozess sie aus dem Rennen kickt. Ein ganzes Heer an Agent*innen, Manager*innen, Produzent*innen, Fotograf*innen, Modejournalist*innen, Visagist*innen, Stylist*innen, Trainer*innen und Ernährungsberater*innen lebt gut davon, diese Frauen auf ihr Äußeres zu reduzieren und so ihren Selbstwert in den Keller zu treten. Sind sie es nicht wert, mit Respekt behandelt zu werden und keine Übergriffe und destruktive Kritik erdulden zu müssen?

Wir alle sind mehr wert als die Summe unserer Bestandteile zum aktuellen Marktpreis (inklusive Spendernieren, Goldplomben und Diamant-Nabelring). Aber all das bringt uns gar nichts, wenn wir es nicht so empfinden. Wenn wir glauben, uns Anerkennung, Wertschätzung, ja sogar Liebe hart erarbeiten zu müssen.

Eine Frage: Was bist du dir denn wert? Und jetzt meine ich kein Shampoo, sondern echte Werte. Gibst du dir selbst die Anerkennung, Wertschätzung und Liebe, die du brauchst – einfach, weil du *bist*?

Bist du es dir wert, deine eigenen Werte nicht zu verraten? Bist du es dir wert, dich mit Menschen zu umgeben, die dich nicht kleinmachen, sondern groß werden lassen? Bist du es dir wert, auch nur ein Kompliment mit einem »Danke« anzunehmen, ohne es zu relativieren?[46]

Bist du es wert, auf den oder die »Richtige« zu warten oder notfalls allein zu bleiben, statt schmerzhafte Kompromisse einzu-

46 »Ach, das Kleid ist schon so alt«, »Ach, ich habe in der letzten Zeit doch zugenommen«, »Ach, das stimmt ja gar nicht!« – Kommen dir diese Sprüche als Antwort auf eine nette Bemerkung bekannt vor?

gehen? Bist du es wert, nach dem Job zu suchen, der dir Erfüllung bringt, statt den einfachsten Weg einzuschlagen? Bist du es wert, für deine Arbeit eine angemessene Entlohnung zu verlangen? Bist du es wert, an deine Träume zu glauben, auch – und gerade – wenn es sonst niemand tut?

Siehst du eine Möglichkeit, daran zu glauben, dass du weder besser noch schlechter als andere Menschen bist, obwohl du manche Dinge besser oder schlechter als sie kannst und machst? Kannst du daran glauben, dass es nicht deine Schuld ist, wenn du in miesen Verhältnissen gelandet bist, sondern eine Herausforderung, die keine Bewertung beinhaltet?

Ich gebe zu: Unsere Welt macht uns das nicht einfach. Sie hält uns nicht den Mantel der Selbstliebe hin, damit wir behaglich hineinschlüpfen können, ganz im Gegenteil. Da sie davon profitiert, wenn wir uns klein fühlen, hat sie berechtigtes Interesse daran, dich in diesem Raster zu halten. Aber schau dir die Welt einmal kritisch an und lass ihr nicht das letzte Wort in dieser Angelegenheit. Selbstwert ist es wert, darum zu kämpfen – weil du es dir wert bist!

Wie du das am besten anstellst? Keine Ahnung, leider. Sonst würde ich den ultimativen Bestseller schreiben und bis zum Ende meiner Tage eitel Gold rülpsen, wenn ich nicht gerade auf Oprahs Sofa der Welt die Welt erklären würde. Es gibt ziemlich viele Bücher zum Thema, und einige klingen richtig gut. Ich selbst gehe das Thema auf meine eigene Weise an: Ich behalte mich und mein Leben achtsam im Auge und stelle mir, wenn etwas anliegt, die Frage, ob Selbstwert etwas damit zu tun hat, und falls ja, was. Und als Nächstes dann die Frage, was eine Person, die es sich wert wäre, in dieser Situation tun könnte. Sie würde vielleicht bitten, aber nicht betteln. Sie würde den anderen den Raum und das Gewicht geben, das ihnen zusteht – aber in erster Linie auch sich selbst. Sie würde Risiken eingehen, weil sie wüsste, dass ihr Selbstwert nicht vom Scheitern oder Gelingen einer Sache abhängt. Sie würde sich erlauben, Fehler zu machen, weil sie daraus lernen könnte. Sie würde Grenzen ziehen, wenn sie das Gefühl hat, jemand würde übergriffig auftreten. Sie wäre verständnisvoll – anderen, aber auch sich selbst gegenüber. Sie wäre nicht kleinlich, denn unsachliche Kritik würde sie nicht persönlich treffen. Sie würde sich und auch anderen Dinge »gönnen« können. Sie würde ihre Ziele so hochstecken, wie es ihr in den Sinn kommt, und nicht daran verzweifeln, wenn sie sie nicht erreicht, denn ihr Eigenwert bliebe von Erfolg oder Nichterfolg unberührt. Sie wäre großzügig, vertrauenswürdig und vertrauensvoll, könnte über sich selbst lachen und andere so akzeptieren wie sich selbst: »vollumfänglich«[47] nämlich.

Und dann tue ich in besagter Situation das, was eine Person mit Selbstwertgefühl tun würde – in der Hoffnung, dass es auf mich abfärbt.

Selbstakzeptanz

Wenn du wissen willst, ob du dich selbst rundum akzeptierst, vergegenwärtige dir das letzte Mal, als du ein Paar Schuhe kaufen warst. Ich bin überzeugt davon, dass du diejenigen Schuhe gewählt hast, die dir gut gefielen und auch gut passten und in denen du angenehm gehen konntest. (Warum auch

47 Ich wollte dieses Wort schon immer mal verwenden.

nicht? Abgesehen von Aschenputtels Stiefschwestern und Hallux-Geplagten würde wohl niemand an den eigenen Füßen herumpfuschen.)

Und jetzt denke an den letzten Kleidungskauf. Hand aufs Herz: Hast du die Hose eine Nummer zu klein genommen, weil du bald ein paar Pfund abnehmen willst? Hast du das Kleid, das richtig gut saß, zurückgelegt, weil es ein Label war, das nur langweilige Leute tragen? Oder hast du eine Jacke genommen, in der du richtig gut aussahst, obwohl sie wirklich unbequem war und noch dazu Reinigungsware? Hast du die Kleidung gewählt, die dir, deiner Figur, deinem Alter und den spezifischen Anforderungen entsprochen hat? Oder Klamotten, die spiegeln, dass du mit dem, was du im Spiegel siehst, nicht einverstanden bist? Am eigenen Körper sehen wir sehr deutlich, ob wir zur Eigenakzeptanz bereit sind, denn ihn können wir (in einem gewissen Rahmen) ändern – sollten es sogar, wie uns die Medien einreden wollen.

Die Kritik, die wir unserem Körper entgegenbringen, hat nichts mit dem Körper an sich zu tun. Silvia Aeschbach nennt als Ursache die »Unfähigkeit, sich selbst anzunehmen und letztlich zu lieben«.[48] Ein nicht ausschließlich, aber überwiegend weibliches Thema, wie die Autorin feststellt: »Einerseits leisten Frauen viel in Beziehungen, in der Familie und im Beruf, sind erfolgreich, beweisen Stärke und nehmen Herausforderungen an. Aber all dieses Selbstbewusstsein verpufft, wenn sie in den Spiegel schauen.« Und sich dabei an einem völlig unrealistischen Ideal messen. Diesen Kampf gegen unseren eigenen Körper können wir nur verlieren, denn selbst Modelmaße sorgen hier nicht für

---

48 Silvia Aeschbach: *Bye-bye, Traumfigur,* Wörterseh Verlag.

Abhilfe. Wenn wir erkennen und anerkennen, was unser Körper täglich für uns tut und dass wir ohne ihn nicht am Leben teilnehmen oder gar Sinnesfreude genießen können, sehen wir ihn als das, was er wirklich ist: unsere leibliche Hülle, nicht mehr und nicht weniger. Wir können uns nur als Komplettpaket annehmen. Wenn du einzelne Rosinchen aus dem Kuchen deines Selbst pickst, die du ganz in Ordnung findest, und den Rest ablehnst, ist es keine Selbstannahme. Die bezieht sich immer auf das Gesamtkunstwerk, das wir sind. Auch du. Gerade du!

[In Sachen Klamotten verrate ich dir jetzt ein Geheimnis, das die Kleidungsindustrie um Milliarden bringen wird, wenn es erst einmal publik wird: Nicht du musst in die Klamotten passen, die dir gefallen. Sondern die Klamotten müssen dir passen – und zwar jetzt, im Moment, und nicht irgendwann und irgendwie. Nicht dem DU, das du vor der Schwangerschaft warst oder nach zwei Monaten Krafttraining sein wirst. Nicht dem DU, das andere Leute in dir sehen und das anderen Leuten gefällt, nicht dem DU, das gerade in einer Paralleldimension mit Monstern kämpft.

Und voilà: nie wieder ein Fehlkauf! Gern geschehen!]

Wir müssen nicht mit der Welt, wie sie ist, zufrieden und in allen Punkten einverstanden sein. Aber wir müssen akzeptieren, dass sie so ist, wie sie nun einmal ist. Alles andere würde überhaupt keinen Sinn ergeben. Auch wenn wir leugnen, was Sache ist, wird sich die Sache allein dadurch nicht ändern. Akzeptanz bedeutet nicht, dass wir nicht erkennen, dass etwas Schwächen hat oder verbesserungswürdig wäre. Es bedeutet, dass wir es trotzdem annehmen und uns auch seiner annehmen: als das, was es ist und nicht als das wir es gerne hätten.

Und das gilt natürlich in allererster Linie für uns selbst: Wir müssen uns selbst annehmen, erkennen und anerkennen als der Mensch, der wir sind, mit allen Stärken und Schwächen, mit unserer Geschichte und unserem Potenzial, und mit allen unseren Eigenarten, ob die nun positiv oder negativ wahrgenommen werden. Sonst kämpfen wir dagegen, dass die Erde nass wird, wenn es regnet. Dich selbst zu akzeptieren bedeutet nicht, dass du dich aus der Verantwortung für deine persönliche Entwicklung stehlen kannst. Aber es bedeutet, den Ausgangspunkt für jede weitere Entwicklung erst einmal realistisch zu definieren und mit ihm deinen Frieden zu machen.

Wurdest du als Kind von deinen Eltern voll akzeptiert, genau so, wie du warst? Dann hast du großes Glück gehabt. Viele von uns erfahren, dass die Eltern uns zwar lieben, weil sie nun einmal unsere Eltern sind – aber nicht bedingungslos. Sie tun sich schwer damit, uns mit all unseren drolligen Eigenheiten anzunehmen. Die Erziehung soll uns so zurechtbiegen, wie sich die Eltern das wünschen. Die Stärken, die sie im Kontext ihres eigenen Lebens als negativ bewerten, werden nicht gefördert, sondern unterdrückt; die Schwächen, die es dem Kind im Leben ihrer Meinung nach einmal schwermachen werden, ausgemerzt. So hat das Kind immer das Gefühl, so, wie es ist, nicht wirklich gut gelungen und erwünscht zu sein.

Stell dir einmal vor, wie es sich anfühlen würde, mit Haut und Haar akzeptiert zu werden, gerade so, wie du es dir immer von deinen Eltern gewünscht hast. Wenn diese dich akzeptieren, bedeutet das ja nicht, dass sie dir nichts mehr beibringen oder die Erziehung schleifen lassen würden. Sie tun es nur von einer anderen Grundlage aus, die meines Erachtens jeder Art von Erziehung förderlicher ist als die Methode, ein Kind nach einer Vorstellung X formen zu wollen.

Vielleicht wurde dir diese Art von Akzeptanz später in deinem Leben von anderen Menschen entgegengebracht. Vielleicht kannst du es dir auch nur vorstellen, weil du es noch nicht selbst erfahren hast. Tauch ganz darin ein, wie es sich anfühlt, wenn alles, so wie es mit dir und an dir ist, völlig angenommen wird. Kennst du dieses Gefühl? Ist das eines, das du dir selbst schenkst? Oder kritisierst du dich für Dinge, die du nach bestem Wissen und Gewissen und im Rahmen deiner Möglichkeiten getan hast? Weil du sie eben so getan hast, wie du sie tust, und nicht so, wie es ein vages Idealbild deiner Selbst getan hätte? Vergleichst du dich mit diesem Ideal – mit dem Mensch, der du sein könntest und wolltest und hoffentlich irgendwann auch einmal bist? Oder gibst du dem realen Wesen, das dir aus dem Spiegel zurückwinkt, eine faire Chance?

Widerstand verbraucht nicht nur sehr viel Energie – er erhält auch das am Leben, gegen das du dich sträubst. Wenn du den Blick immer dorthin wendest, wo du etwas siehst, was dir nicht gefällt, wirst du irgendwann nichts anderes mehr sehen. Wenn du dir selbst keine Akzeptanz entgegenbringst, wirst du im Außen nach Anerkennung suchen – wo du sie vielleicht vorübergehend bekommst, vielleicht auch nicht, aber nie wirklich nachhaltig und bedingungslos.

Wenn wir lernen, uns selbst als das anzusehen, was wir sind, und anzunehmen, dass wir eben genau so sind, wie wir sind, sind wir in der Lage, auch andere Menschen ohne Bewertung wahrzunehmen. Das ist beim Blick in den Spiegel genauso wie beim Blick auf die Straße: Auch etwas oder eine Person, das oder die nicht der Norm entspricht, die uns die Medien ins Gehirn peitschen, kann Stil, Schönheit und Lebensfreude ausstrahlen.[49] Dafür müssen wir nur die Brille der fremden Blicke absetzen und unsere eigenen Augen bemühen.

Selbstironie

Ich hatte schon immer ein selektiv schlechtes Gedächtnis[50] – jedenfalls soweit ich mich erinnern kann. Ständig laufe ich daheim zwischen den Zimmern hin und her, weil ich aus irgendeinem irgendwas holen will und nicht mehr weiß, was aus welchem. Nie erwische ich beim Einkaufen das, weswegen ich in den Laden gegangen bin, ständig frage ich meine Freunde, wie ihre Kinder heißen, und einen guten Krimi kann ich in einem gewissen zeitlichen Abstand zwei- bis dreimal ohne Spannungsverlust lesen. Das ist konsumtechnisch gesehen ein geldwerter Vorteil, vereitelt mir aber meinen Traumjob als Detektivin.

Mein schlechtes Gedächtnis wird darüber hinaus von fehlender Beobachtungsgabe getrumpft. Ich sehe mich schon, wie ich meinen Sidekick vor einer Vernehmung frage: »Äh, Watson, dieser Typ da – hatten wir mit dem schon mal gesprochen? Wer ist das überhaupt?«

Dann würde ich erfahren, dass das der Hauptverdächtige ist, der sich seit dem letzten Treffen in einem Akt diabolischer Täuschung den Schnäuzer rasiert hat. Watson würde sich noch zwei

---

49 Die Japaner bezeichnen diese Art von Schönheit, die in Makeln und Imperfektionen wahrgenommen wird, als Kintsugi.

50 Das heißt, ich kann mir nur unwichtiges Zeug merken, nicht das, worauf es ankommt.

Tage hinterher darüber lustig machen. Natürlich könnte ich diese Schwächen mit meinen Soft Skills ausgleichen. Aber ob grenzwertige Leichtgläubigkeit eine der härteren Soft Skills ist?

»Aber Watson«, höre ich mich sagen, »die Frau kann es nicht gewesen sein. Das hat sie schon ein paarmal gesagt, und sie hat ein ehrliches Gesicht.« – »Lass die Bäckereiverkäuferin in Ruhe«, knurrt dann Watson, »die hat mit unserem Fall gar nichts zu tun.«

Aber wenigstens habe ich Humor, der mir nicht nur ermöglicht, mit dieser beruflichen Enttäuschung zu leben, sondern sogar, mich darüber lustig zu machen. Da ich Selbstironie unwiderstehlich finde, hoffe ich, dass ich in der Lage bin, gelegentlich etwas zu liefern, das selbstironische Qualitäten aufweist. Falls nicht, würde ich irgendeinen Witz darüber machen, dass ich zwar oft die gewünschte Wirkung, dafür selten mal ein Fettnäpfchen verfehle.

Wilhelm Busch, Kinder- und Mühlenfreund, hat im herrlichen Gedicht *Kritik des Herzens* die Vorteile genannt, die man erntet, wenn man sich selbst tadelt: dass man »so hübsch bescheiden« wirkt, außerdem redlich; dass man damit anderen Kritiker*innen zuvorkommt und nicht zuletzt auf Widerspruch hoffen darf.

Selbstironie liefert all diese Vorteile ebenfalls – und noch viel mehr! Sie schafft es, eine Schwäche zur Stärke zu machen und einen Fehler oder ein Missgeschick zu einer launigen Anekdote zu stilisieren. Indem du dich selbst zum Gegenstand der Erheiterung machst, die fast jede Situation erhellt, bringst du zum Ausdruck, dass du dir gewisser Mängel bewusst bist, diese aber nicht weiter tragisch, sondern sogar ganz amüsant findest. Du wirkst stark, weil du nicht bemüht bist, nach Kräften eine makellose, unfehlbare Fassade zu präsentieren, sondern dir auch kleine Risse und Flecken zugestehst und dich nicht weiter darüber grämst.

Busch schrieb auch: »Zuweilen lacht man über sich selber, sofern man sich mal bei einer mäßigen Dummheit erwischt, indem man sich nun sogar noch gescheiter vorkommt, als man ist.« Und das trifft es voll! Wenn du bei den mäßigen Dummheiten übst, wirst du bald auch bei unmäßigem oder übermäßigem Blödsinn mit einem herzhaften Gelächter reagieren können.

Selbstironie schadet niemandem, denn du machst niemanden sonst zum Objekt des Scherzes. Und dir selbst nutzt sie enorm. Wenn wir von anderen aufgezogen oder auch nur (mehr oder weniger liebevoll) »gefoppt« werden, fühlen wir uns oft bloßgestellt und gedemütigt; wir haben Angst um unsere Würde und unser Ansehen. Niemand will wie ein Trottel dastehen, selbst dann nicht, wenn ihm oder ihr etwas unfassbar Dämliches unterlaufen ist.[51] Hier hilft nur Selbstironie: Mit ihr machst du dich nicht selbst klein, denn sie ist kein Slapstick und im idealen Fall auch kein Sarkasmus.[52] Du weist stattdessen andere auf etwas hin, was nicht völlig optimal ist (zumal es meist ohnehin nicht zu übersehen ist), und amüsierst dich mit ihnen darüber. Fazit: Sie lachen mit dir, aber nicht über dich. Und meistens finden sie es klasse, denn du zeigst dich

---

51 Ich könnte eine »Best of«-Liste meiner größten Peinlichkeiten anfertigen, mit Schamesröte im Gesicht – Dinge, die nicht nur an meiner Intelligenz, sondern sogar an meiner Überlebensfähigkeit zweifeln lassen. Und die ich unbegreiflicherweise immer gleich allen erzähle.

52 Sarkasmus kann witzig wirken, beinhaltet aber oft eine destruktive Komponente, die auf Dauer nicht guttut.

nahbar, warm und verständnisvoll (denn wir implizieren, dass du, wenn du mit dir selbst Verständnis hast, auch für die Pannen anderer Verständnis zeigen wirst). Indirekt gibst du dir damit ein Gütesiegel: Seht her, so eine Kleinigkeit kann mir nicht die gute Laune verderben!

Wenn du selbstironisch sein kannst, wenn es darauf ankommt, wirkst du im besten Fall sogar regelrecht intelligent, denn Selbstironie basiert auf Selbstreflexion und einer soliden mentalen Grundausstattung. Und es zeigt auch, dass du dir keine Sorgen machst über eine Bewertung durch andere. Du bist von ihrer Anerkennung nicht abhängig, suchst nicht ihre Bestätigung, bist so groß, dass du dich auch klein zeigen kannst – passt alles! Zudem hast du jetzt alle Energie zur freien Verfügung, die du sonst daran verschwenden würdest, die perfekte Fassade (die es schlicht nicht gibt) immer und jederzeit aufrechtzuerhalten oder es wenigstens zu versuchen und kläglich daran zu scheitern, ohne dabei die Lacher auf deiner Seite zu haben.

Aus all diesen Gründen ist Selbstironie die Waffe der Wahl, wenn es darum geht, deinen Anspruch, für dich selbst zu sorgen, im Alltag umzusetzen. Es wird dir nämlich nicht immer alles auf Anhieb gelingen, wie du vielleicht schon das eine oder andere Mal in deinem Leben am eigenen Leib erfahren hast. Auf deinem Weg, dir selbst höchste Priorität einzuräumen, warten Pannen, Patzer und Peinlichkeiten – oder aber spontane Anlässe, dich selbst und andere zum Lachen zu bringen, je nachdem, wofür du dich entscheidest. Nimm deine Anliegen ernst, deine Interessen und deine Bedürfnisse. Aber dich selbst solltest du nicht allzu ernst nehmen. Das macht einfach mehr Spaß und bringt weniger Stress.

WAS HÄLT DICH ZURÜCK?

Es gibt Menschen, die sagen, es gäbe keine »schlechten« Eigenschaften. Das sind meist diejenigen, die auch trällern: »Alles ist ein Geschenk« und behaupten, dass es einem nicht wirklich schlecht geht, wenn es einem schlecht geht, sondern dass man sich das nur einbildet. Nachts schleichen sie aus dem Haus, um auf der Wiese hinter dem Supermarkt Einhörner mit Resten aus dem Container zu füttern. Ich wünsche ihnen nichts Böses, wirklich nicht (auch wenn ich zugeben muss, dass ich mit leichter Genugtuung beobachte, wie sich diese Sprüche verändern, wenn es diesen Leuten einmal selbst schlecht geht und sie kein Geschenk darin erkennen können). Aber die Welt, in der ich lebe (und vielleicht auch du), sieht anders aus: Auch wenn es in der Theorie keine »schlechten« Charaktereigenschaften gibt, lassen sich die, die uns in der Praxis begegnen, unterteilen in »nützliche« und »eher weniger nützliche, um nicht zu sagen wirklich ranzige«. Nützlich ist alles, was dir erlaubt zu lernen und zu wachsen. In unserem speziellen Fall also das, was dir ermöglicht, kompetent, umfassend und verantwortungsvoll für dich selbst zu sorgen. Alle anderen sind wiederum das, was diesen Zielen im Weg steht.

Die ranzigen Eigenschaften mögen in einem anderen Kontext nicht weiter stören; beim Umsortieren unserer Prioritäten und

Anvisieren von Wohlbefinden sind sie aber nicht nur Steine, sondern sogar Berge auf unserem Weg. Davon gibt es jede Menge, denn wir können ziemlich originell sein, wenn es darum geht, uns selbst zu sabotieren. Ich beschränke mich hier auf drei der ganz Großen, obwohl es im Einzelfall sicher auch andere gibt, die dich piesacken: Selbstgefälligkeit verhindert, dass wir unser Ziel überhaupt angehen, weil wir glauben, dass wir nichts mehr zu lernen hätten. Selbstoptimierung hält unseren Fokus dort gebunden, wo es nichts Interessantes zu entdecken gibt. Selbstmitleid schließlich raubt uns so viel Energie und drückt uns so nieder, dass wir gar nicht mehr weiterlaufen wollen.

Selbstmitleid

Wenn unser Nachbar schwer erkrankt, ist das bedauernswert. Wenn wir derselben Krankheit erliegen, ist das nichts weniger als tragisch im epischen Ausmaß. Wenn der Sohn unserer Nachbarin straffällig wird, ist das schlimm, die arme Frau – aber seien wir ehrlich, alleinerziehende Mutter und ohne starkes männliches Vorbild, da war bei dem Nichtsnutz ja auch nichts anderes zu erwarten. Wenn dagegen unsere Tochter Probleme mit dem Gesetz hat, ist es die größte Katastrophe von allen, die uns aus völlig heiterem Himmel trifft. Das Ausmaß von Unglück relativiert sich dadurch, dass es anderen zustößt, so grausam das auch klingen mag. Der Verlust der gesamten Habe durch eine Überschwemmung, eine Gewalttat, die man erfahren muss, oder gar der Tod eines Kindes – all dies registrieren wir mit reflexhaftem Bedauern, das notwendigerweise an der Oberfläche bleibt, wenn wir nicht selbst davon betroffen sind.

Und wenn es uns schließlich selbst trifft, trifft es uns hart. Erstaunlicherweise reagieren viele Menschen auf Tragödien mit einer Größe, die niemand – am wenigsten sie selbst – ihnen zugetraut hätte, während wiederum augenscheinlich starke Menschen an Schicksalsschlägen viel geringeren Ausmaßes zerbrechen. (Was dazu einladen könnte, unsere Wahrnehmung von Stärke und Schwäche zu überdenken.) Aber ich bin ziemlich sicher, dass kein Mensch einen Schicksalsschlag überwindet, indem er oder sie sich dem Selbstmitleid überlässt. Deshalb mein Eindruck, dass Selbstmitleid eine Sache derjenigen ist, die entweder willentlich eine Wunde offen halten und so verhindern, dass sie jemals heilt, oder jener, die rein objektiv gar nicht mal so schlecht dran sind. Manche Ereignisse sind traurig, aber nicht tragisch; andere sind nicht einmal das. Den Job zu verlieren, wiegt weit weniger schwer als der Verlust eines geliebten Menschen; und dennoch werden einige Leute im ersten Fall in Selbstmitleid versinken, das jedes Handeln unmöglich macht, während andere um die Verlorenen trauern und so wieder heilen können.

Selbstmitleid – das haben wir, wenn wir glauben, dass uns Unrecht zustößt. Dass wir die Ungerechtigkeit der Welt (und unserer Vorgesetzten und sämtlicher Behörden im Besonderen) ohnmächtig erdulden müssen. Wenn wir mit Sicherheit wissen, dass es allen anderen Leuten besser geht und ihnen alles leichter fällt als uns. Wenn wir uns geplagt haben, ohne Ergebnisse zu erzielen. Wenn wir immer zu kurz kommen, immer benachteiligt werden, immer unverstanden bleiben. Kurzum: wenn wir uns als Opfer der äußeren Umstände wahrnehmen.

»Selbstmitleid«, sagt eine genial begabte Freundin[53] immer, »ist der größte Vampir!« Und Recht hat sie! Wenn wir uns selbst bemitleiden, konzentrieren wir zwar sämtliche Energie auf uns, aber leider nicht im positiven Sinn. Wir halten mit aller Kraft an dem fest, was uns zerstört, und verschwenden unser Potenzial daran, uns selbst in den Magen zu treten. Wenn die Welt uns zu Boden wirft, dann bleiben wir nicht nur liegen, sondern drücken uns sogar noch tiefer in den Dreck. Der Welt ist das egal. Aber dir ginge es besser, wenn du wieder aufstündest, statt dich so intensiv zu bemitleiden, als würdest du für einen Wettkampf trainieren.

Es kann sein, dass es dir tatsächlich richtig schlecht geht, und niemandem steht an, das zu verurteilen. Vielleicht hast du auch aufrichtiges Verständnis für deine Situation verdient. Dies alles soll dir nicht abgesprochen werden. Nur bringt es absolut nichts, wenn du dich selbst bedauerst, im Gegenteil. Es frisst deine letzten Energiereserven auf, lähmt dich und macht dich handlungsunfähig. Und es bringt noch weniger, wenn du dich von anderen bedauern lässt, indem du dein Selbstmitleid großzügig mit ihnen teilst. Sonst findest du dich ruckzuck in der Rolle des kleinen, bemitleidenswerten Menschleins wieder, aus der du eventuell nur schwer wieder herauskommst. Und seien wir ehrlich: Den meisten Menschen, wenn sie nicht gerade gute Freund*innen sind, ist deine persönliche Situation eher gleichgültig. Sie betrifft sie nicht persönlich, und sie sparen ihre Reserven an Mitgefühl für jene auf, denen es noch schlechter geht als dir. Mit demonstrativ zur Schau getrage-

53 Ausnahmekünstlerin Emma Andijewska (Malerin, Dichterin und Schriftstellerin) wurde 2018 mit dem Taras-Schewtschenko-Preis ihrer ukrainischen Heimat geehrt. Leider ist bisher kaum etwas von ihr ins Deutsche übersetzt worden.

nem Selbstmitleid forderst du von deiner Umwelt wahrscheinlich mehr Empathie ein, als sie zu bieten hat, und schwächst dich selbst dadurch noch mehr.

Es gibt durchaus auch Phasen, in denen wir nicht umhinkommen, uns zu bedauern. Die zerbrochene Beziehung oder der Beinbruch vor dem Urlaub sind aber Dinge, die wieder vorübergehen. In diesen Fällen kann es nicht schaden, sich selbst leidzutun und für ein paar Tage, vielleicht sogar ein paar Wochen, wirklich hemmungslos im Selbstmitleid zu baden.[54] Aber eben nur auf Zeit. Meist kann man viel schneller wieder auf der anderen Seite des tiefen dunklen Lochs herauskrabbeln, wenn man sich voll Inbrunst hineingeworfen und darin gesuhlt hat wie ein Ferkel im Schlammbad.

Wenn dir Dinge zustoßen, die weniger vorübergehend, sogar chronisch sind, dann hilft dir aber diese zeitlich begrenzte Form von Selbstmitleid nicht weiter. Dann ist das dunkle Loch nicht nur tief, sondern vielleicht sogar bodenlos, so dass du es nicht riskieren kannst, dich hineinzuwerfen. Viele Menschen, denen wirklich Schlimmes widerfahren ist, haben das Selbstmitleid zur Seite geschoben, um ihre Energie darauf zu verwenden, für sich selbst zu sorgen und mit der Situation in bestmöglicher Weise umzugehen.

Stellvertretend für viele seien hier zwei genannt: Barbara Pachl-Eberhart verlor ihren Mann und beide Kinder bei einem Autounfall. Sie zerbrach nicht daran, weil sie einen Weg fand, ihre Gefühle und Gedanken, die sie mit niemandem teilen konnte, dem Papier anzuvertrauen und so einen Halt im Le-

54 Ich für mein Teil übertreibe das gern so unverhältnismäßig, dass es mir bald selbst zu arg wird und absolut sinnlos erscheint.

ben zu finden. Heute, sagt sie, lebt sie, »um zu schreiben, und schreibt, um zu leben« – und vermittelt anderen Menschen in Seminaren und Büchern, wie sie kreatives und therapeutisches Schreiben zur Heilung der Seele nutzen können.[55]

Silke Naun-Bates, die im Alter von acht Jahren beide Beine verlor, erzählte mir in einem Interview: »Für mich ist es nach wie vor so, dass mein Leben erst mit diesem Unfall begonnen hat.« Die zweifache Mutter, Buchautorin, Onlineredakteurin und Rednerin, der damals alle die Möglichkeit eines »normalen« Lebens abgesprochen haben, fügte hinzu: »Und ich habe mir seither kein einziges Mal gewünscht, wieder Beine zu haben.« Die Essenz ihrer Erfahrungen: Glück und Freude hängen nicht vom Schicksal oder von äußeren Umständen ab, sondern hauptsächlich von uns selbst – unseren Gedanken, unserer inneren Einstellung und unserem Gefühl von Dankbarkeit.[56]

Selbstoptimierung

Der Zwang zur Selbstoptimierung ist von genialer Simplizität und unglaublicher Effizienz. Er arbeitet mit einer einzigen Prämisse, wie sie einfacher nicht sein könnte: »Du bist nicht gut genug. Du musst besser werden.« Irgendwann hat er sie einfach in jeden einzelnen unserer Köpfe gepflanzt. (Das wäre eine interessante Fragestellung für Kulturhistoriker*innen oder Sozialgeschichtler*innen: War die Menschheit schon immer so unterwegs? Solange wir von morgens bis abends buckeln mussten, um Essen in den Bauch zu bekommen, hatten

55 Barbara Pachl-Eberhart: *Federleicht. Die kreative Schreibwerkstatt*, Integral Verlag.
56 Silke Naun-Bates: *Mein Koffer voller Glück*, Sheema Verlag.

wir sicher wenig Kapazitäten, uns mit Selbstoptimierung zu beschäftigen. Auch wenn die steinzeitlichen Jäger sich vielleicht wünschten, schneller als ihre Fressfeinde zu sein, und trainierten, um besser mit ihren Speeren zu treffen, war das dem bloßen Überleben geschuldet. Selbstoptimierung als Selbstzweck kam garantiert erst später ins Spiel.)

Jedenfalls kann sich Meister Selbstoptimierungszwang inzwischen entspannt zurücklehnen, denn seine Arbeit ist getan. Den Rest übernehmen wir. Wir überschlagen uns förmlich, uns selbst zu verbessern, wo es nur geht, und um wortwörtlich jeden Preis. Die hirnzerfetzenden Auswirkungen des Glaubenssatzes »Ich bin nicht gut genug« sind hinlänglich bekannt. Dass manche Menschen mit ihrem Leben bezahlen, um einem bizarren Schönheitsideal zu entsprechen, mögen wir anderen überlegen belächeln, während wir uns Kosmetik mit Formaldehyd ins Gesicht klatschen, den Stoffwechsel durch Jo-Jo-Diäten versauen und mit exzessivem Krafttraining die Gelenke verschleißen. Es geht dabei nicht nur um Attraktivität und Fitness, sondern ebenso um Leistung und Erfolg, Status und Ansehen, Ruhm und Reichtum. Es gibt kaum einen Bereich unseres Lebens, der davon unberührt bliebe. Selbst im intimsten Bereich, unserem Sexleben, glauben wir, dass wir »bessere« Liebhaber*innen werden sollten, so erfahren, ausdauernd und orgasmusbereit wie Pornodarsteller*innen. Selbst im persönlichsten Bereich, unserer Spiritualität, schielen wir nach jenen, die länger meditieren, und glauben, ihnen nacheifern zu müssen, weil … ja, weil das, was wir machen und wie wir es machen, einfach suboptimal ist. Verbesserungswürdig, sogar verbesserungsbedürftig. Mehr Gründe braucht es nicht dafür. Wir sind nicht gut genug! Wenn wir Liebe, Anerkennung, Gemeinschaft, Glück und Erfüllung erfahren wollen, müssen wir einfach besser werden, sonst wird das nix.

Wer sich diesem Zwang verweigert, wird als faul, überheblich, anachronistisch oder sozial auffällig disqualifiziert. So was kann man sich in einer Einsiedelei erlauben, aber doch nicht auf offener Straße, unter allen Leuten! Es kann, ja darf nicht sein, dass jemand mit sich einfach so zufrieden ist, denn damit würde er oder sie uns andere, die wir uns da hetzen und knechten, drangsalieren und limitieren, als absolute Vollpfosten dastehen lassen.

»Moment«, sagen jetzt sicher viele, »wenn wir uns nicht selbst gelegentlich in den Hintern treten würden, täten wir ja gar nichts mehr, um uns in irgendeiner Weise zu verbessern, ob physisch, sozial, finanziell, spirituell oder intellektuell, und würden unser Leben in Lethargie verdämmern.«

Stimmt natürlich nicht! Persönliche Entwicklung hat rein gar nichts mit Selbstoptimierung zu tun. Das ist nur wieder eine faule Ausrede, um nicht genauer hingucken und ehrlich zugeben zu müssen, dass wir da um ein Goldenes Kalb herumtanzen, bis uns die Zehen bluten.

Vielleicht lässt es sich so erklären: Persönliche Entwicklung bedeutet, dass wir in diesem Leben lernen und unser Potenzial ausschöpfen. Selbstoptimierung bedeutet, dass wir uns selbst so, wie wir sind, nicht akzeptieren können und deshalb einen Kampf gegen das, was ist, beginnen, in dem wir nie bestehen werden, denn er findet kein Ende. Wenn deine Figur endlich deinen Ansprüchen genügt, kommt das Gesicht dran. Wenn du berufliche Anerkennung findest, willst du auch finanziellen Erfolg sehen. Wenn du als Influencer in den sozialen Medien

100 000 Follower hast, müssen es eine Million werden. Die Prämisse »Du bist nicht gut genug« behält auch dann noch ihre Gültigkeit, wenn du deine ambitionierten Ziele mit massivem Einsatz und zu einem hohen Preis erreicht hast. Dieser Preis ist nicht unbedingt, wie im Fall extremer Schönheitsoperationen, dein Leben. Aber du bezahlst mit Lebensqualität: weniger Zeit mit Freunden und Familie, weniger Genuss, weniger Muße, kein Feiern des Erreichten, ohne nach dem nächsten Gipfel zu schielen, letztendlich weniger Zufriedenheit.

Zufriedenheit ist eine recht eigentümliche Sache. Sie scheint das Mauerblümchen auf dem Ball der Glückwunschkarten, Neujahrsvorsätze und Optimierungswunschlisten zu sein. Zufriedenheit impliziert nämlich, dass wir schon alles haben, was wir brauchen, um glücklich zu sein. Da gibt es nichts Neues, Aufregendes mehr zu erwarten, weder einen Geldregen noch Abenteuer. Da sollst du einfach so aus dem Stand heraus glücklich sein, ohne dass sich etwas ändert, ohne dass du mehr bekommst. Auf Nachfrage wollen wir alle zufrieden sein, aber mit dem Konzept wahrer Zufriedenheit kommen wir nicht so wirklich zurecht. Wir wollen erst noch dieses und jenes haben, und dann (so versprechen wir wie Kinder, die um einen Hund betteln, mit dem sie ganz sicher und versprochen und Großes Ehrenwort wirklich immer jeden Tag Gassi gehen würden), ja, dann wären wir endlich wirklich zufrieden. Großes Ehrenwort!

Überraschung: Wenn wir es jetzt nicht bereits sind, wären wir es auch dann nicht, wenn wir dieses hätten, jenes wären, selbiges könnten. Wenn du mit dir so, wie du heute bist, nicht in Frieden leben kannst, dann auch nicht morgen, nachdem du bekommen hast, was du dir gerade so sehnlichst wünschst.

Dass wir dies nicht erkennen können, ist eine weitere geniale Illusion von Meister Selbstoptimierungszwang. Mach ihm seine Arbeit nicht ganz so einfach!

Wie wäre es, wenn du einmal deine Energie statt in Selbstoptimierung in Selbstakzeptanz investierst? Das wäre ein wesentlich nachhaltigerer Ansatz. JETZT ist die Zeit für Zufriedenheit, Lebensfreude und Genuss dessen, was du bist und hast – nicht irgendwann, nachdem du den Fortbildungskurs absolviert hast, mit dem Eigenheim der Welt bewiesen hast, dass du ein voller Erfolg bist, oder dein Laserpeeling verheilt ist. Investiere alles an Zeit und Geld, was du an diverse Maßnahmen zur Selbstoptimierung zu verschwenden bereit bist, lieber in Dinge, die dich wirklich erfreuen. Es ist deine Entscheidung, ob du versuchst, ein Rennen gegen dich selbst in einem Laufrad zu gewinnen – oder ob du fremde, unrealistische und lebensfeindliche Ideale in die Tonne trittst, wo sie hingehören.

Selbstgefälligkeit

»Seht mich an, ich bin so gut! Ich bin sogar noch ein Hauch besser als alle anderen. Wenn ich morgens in den Spiegel schaue, sehe ich Perfektion; wenn ich mich abends zum Schlafen hinlege, denke ich wohlgefällig an mein Tagwerk und sehe, dass es gut war. Die Sonne scheint immer ein wenig heller auf mich, und auch im Regen bleibe ich immer ein wenig trockener, weshalb mich die meisten Leute aus purem Neid als arrogant, ätzend oder so angenehm wie eine Wurzelbehandlung bezeichnen. Diese Armen, Unerleuchteten! Ich dagegen habe etwas begriffen, was die wenigsten innerhalb einer Inkarnation kapieren. Und solange bei denen nicht der Groschen gefallen ist, habe ich nicht nur das Recht, sondern sogar die Pflicht, mich selbst als Maßstab der Dinge anzubieten. Ich wüsste beim besten Willen nicht, was ich noch lernen und wo ich mich weiterentwickeln könnte.«

Wie (hoffentlich) unschwer zu erkennen ist, handelt es sich hier nicht um Selbstakzeptanz im Extrem. Wer sich selbst akzeptiert, wird dadurch nicht blind für die eigenen Schwächen, Macken oder Versäumnisse. Diese werden durchaus gesehen, aber eben nicht verurteilt. Selbstgefälligkeit ist eine Form von Verblendung, die jede Fähigkeit zur Selbstreflexion im Keim erstickt. Während Selbstakzeptanz genau hinschaut, klar sieht und dann annimmt, was ist, nimmt Selbstgefälligkeit ein verzerrtes Bild des eigenen Selbst wahr, an dem jede Kritik, jeder Zweifel, jede Möglichkeit der persönlichen Entwicklung abperlt wie Öl an einer teflonbeschichteten Pfanne. Wer glaubt, alles richtig zu machen oder alles Relevante zu wissen, verhindert so, dass er oder sie etwas lernen kann. Während die anderen sich ihrer eigenen Schwächen bewusst sind, bemerken die Selbstgefälligen keine an sich. Irgendwann sind sie dann tatsächlich der Meinung, sie seien die Einzigen, die keine Schwächen haben, und sehen sich folglich als allen anderen überlegen an. Einer sachlichen Auseinandersetzung gegenüber sind sie nicht aufgeschlossen, weil ihnen schlicht jene Kompetenz fehlt, die Grundlage von Einsicht darstellt: Erkenntnis.

Doch nicht nur in der Wahrnehmung des eigenen Selbst und der Präsentation nach außen versteckt sich die eitle Selbstgefälligkeit. Ironischerweise kann sie sich auch in der Wahrnehmung und Präsentation unseres »Leidens«, unserer »Unzulänglichkeit« und unserer »Wertlosigkeit« einnisten. Während der eine gelebte Grundsatz lautet: »Ich mache alles richtig und bin besser als alle anderen, heißt er, wenn wir damit auf das Negative aufmerksam machen wollen: »Ich leide mehr als alle anderen. Ich bin, habe und kann weniger als der Rest. Ich bin weniger wert als alle anderen.« Und damit gehen wir dann hausieren, bestätigen uns selbst in unserem Elend und lassen uns von anderen bestätigen.

Dies ist keine Variante von Selbstmitleid, sondern offenbart ebenfalls Eitelkeit und Ichbezogenheit. Wer diese »negative« Form der Selbstgefälligkeit pflegt, wird blind für die eigenen Stärken, guten Taten und Möglichkeiten. Die Selbstreflexion konzentriert sich ausschließlich auf das Negative, ob am Selbst, an anderen oder an den Umständen, letztendlich am Leben an sich. Jeder Versuch der Aufmunterung, der Relativierung, der Motivation perlt an ihr ab wie Erdbeersaft an einem Wachstischtuch. Wer so empfindet, fühlt sich durch alles, was passiert, in dieser Meinung bestätigt. Fast wie eine Trophäe halten die selbstgefällig Leidenden ihre miesen Erfahrungen der Welt entgegen: »Seht ihr, so etwas passiert nur mir, mir geht es am schlechtesten.« Deshalb wäre jeder Schritt, etwas an der eigenen Situation zu verbessern, eh vergeblich.

So stecken die »positiven« wie auch die »negativen« Selbstgefälligen in ihrer einschränkenden Selbstwahrnehmung fest: Die einen glauben nicht, dass es nötig wäre, dass sie sich persönlich weiterentwickeln, die anderen glauben nicht, dass es möglich wäre. Beide sind nicht in der Lage, für sich selbst zu sorgen.

Wenn du selbstgefällig bist, lebst du gesünder: Da niemand etwas mit dir zu tun haben will, bleibst du von jeder Grippewelle verschont. Nun ist Selbstgefälligkeit in Reinform im Alltag eher unüblich und taucht meist nur ab einer gewissen Position in Politik, Industrie oder Management auf (dann aber mit einer Durchschlagskraft, die einen Presslufthammer im Vergleich wie ein Wattestäbchen aussehen lässt). Dennoch kommt es durchaus vor, dass eine gewisse Qualität von Selbstgefälligkeit auch in Menschen wie dir und mir Eingang findet. Manchmal ist sie auf ein oder zwei Aspekte der Wahrnehmung beschränkt, und wir glauben in diesem einen Lebensbereich, entweder über alle Kritik erhaben oder völlig hoffnungslos zu sein. Und wir finden es in jeder Form völlig gut und richtig so: Wir gefallen uns in dieser Rolle, die wir da willentlich einnehmen, als Übermensch und moralischer Wegweiser auf der einen oder Opfer und ewiger Verlierer auf der anderen Seite.

Warnung: Selbstgefälligkeit ist eine Falle! Wer sich selbst oberste Priorität im Leben einräumen will, sollte beim ersten Anzeichen dafür aufmerksam hinschauen. Sie ist nicht die Eigenschaft von freien, selbstbestimmten, eigenverantwortlichen Menschen, die ihren Aktionsradius und ihre Handlungskompetenz erweitern. Vielmehr charakterisiert sie Menschen, die sich selbst – freiwillig! – auf einen Zustand der Stagnation, auf andauernde Überheblichkeit oder ewige Unterlegenheit, beschränken.

Manchmal sind es aber auch nicht unsere Qualitäten, sondern tatsächlich andere Menschen, die uns ganz konkret beschränken und vom Weg, für uns selbst zu sorgen, abbringen wollen. Diese sehr realen Widersacher*innen sind Gegenstand des nächsten Kapitels.

WER STEHT IM WEG?

»Na, wie geht's so?«, erkundige ich mich bei der jungen Studentin im Café, nachdem ich meinen Schuss Koffein bestellt habe. »Ach, muss ja …«, antwortet sie mit einem gekonnt akzentuierten »Ich will ja nicht klagen, aber«-Unterton – und impliziert damit, dass sie, wenn es nach ihr ginge, lieber ganz woanders wäre und ganz was anderes tun würde, als sich hier um meinen Kaffee zu kümmern. Aber es geht ja nicht nach ihr. Sie ist ein Opfer der Umstände, die es nur selten gut mit ihr meinen. Heute ist es der kranke Kollege, wegen dem sie Überstunden machen muss, gestern war es ihre rücksichtslose Mitbewohnerin, die ihr den Schlaf durch laute Musik raubte. Ganz zu schweigen vom fälligen Abgabetermin für die Semesterarbeit, den sie ums Verrecken nicht verlängern kann.

»Warst wahrscheinlich nur wieder zu lange feiern gestern«, mutmaßt ihr Vorgesetzter, ein gleichaltriger Typ mit Problemhaut. Ich vermute, dass er deshalb so fleißig arbeitet, weil er sonst nichts mit sich anzufangen weiß. Und prompt bekommt die junge Frau eine konkrete Anleitung aufs Ohr gedrückt, wie sie ihr Studium effizienter anpacken und sich nebenher ein zweites Standbein als freiberufliche Barista aufbauen könnte. Ich packe meinen Kaffee und verziehe mich.

Am Tisch nebenan sitzen drei Freundinnen zusammen mit einem schwulen Freund. Die Gruppe trifft sich regelmäßig, um hemmungslos abzulästern über die Kinder, deren Lehrer*innen, die Partner, Männer allgemein, die Jobs, die Vorgesetzten, die Kolleg*innen … wer auch immer ihren Weg kreuzt. »ICH würde ja auch gern Klavierspielen lernen«, sagt die eine gerade. »Aber wann sollte ich das tun? ICH muss ja die kleine Prinzessin ständig herumkutschieren, von der Musikschule zum Ballett und zurück, und dann kneift sie, wenn sie einmal im Halbjahr beim Schulkonzert mitmachen und zeigen soll, dass das Geld nicht zum Fenster rausgeworfen wurde. Ist wohl zu viel verlangt.«

»Wenigstens habt ihr überhaupt ein Klavier«, bemerkt die andere spitz. »So was kann ich mir leider nicht leisten.«

»Ich hätte auch keine Zeit zum Klavierspielen«, steuert die Dritte im Bunde bei, die etwas gehetzt wirkt. »Dabei könnte es mir nicht schaden, auch mal was für meine kulturelle Bildung zu tun. Aber Bauch-Beine-Po, Yoga, meine Frauengruppe … Ich fang jetzt übrigens mit einem neuen Kurs an, Power-Pilates. Vielleicht schlägt das ja endlich mal an den richtigen Stellen an.«

»Ich finde, von Kindern wird viel zu viel gefordert heutzutage«, wirft der Quotenmann ein. »Wahrscheinlich fühlt sich deine Kleine unter Druck gesetzt.«

Der Bekannte, mit dem ich mich hier verabredet habe, balanciert eine Tasse Kräutertee an meinen Tisch und beäugt mit hochgezogenen Augenbrauen meinen Kaffee. Ich habe nichts gegen Kräutertee, trinke ich auch gern. Aber ich verderbe anderen Leuten dann nicht die Freude an ihrem Nichtkräutertee-Getränk, indem ich ihnen erzähle, welchen Schaden

Koffein in ihrem Organismus anrichtet. Fast so, als würde man sich eine Spritze setzen. »Jetzt lass mich halt in Ruhe meinen Kaffee trinken«, stöhne ich nach seinen Belehrungen, die dadurch untergraben werden, dass er im selben Moment ein Stück Kuchen gebracht bekommt. Zucker ist wohl nur ein süßer kleiner Fisch im schwarzen Meer der Sünde, das mein Koffeinkonsum darstellt.

Mein innerer Kritiker nutzt diese Gelegenheit, sich auch mal wieder zu Wort zu melden, immerhin hat dieser schon seit fast zwei Minuten nichts mehr gesagt: »Sei nicht immer so gemein zu den Leuten«, keift er jetzt. »Du bewertest immer alles und jeden, als ob du die Weisheit mit Löffeln gefressen hättest. Das ist kein schöner Charakterzug!«

Ich höre ihm ausnahmsweise gar nicht zu, denn mich erwischt gerade eine volle Breitseite der Erkenntnis: Dies hier ist kein normaler Vormittag in einem Café. Es ist ein konspiratives Treffen von Widersacher*innen in Reinkultur.

Widersacher*innen sind hier nicht die bösen Gegenspieler*innen der Protagonist*innen, die das ultimative Böse verkörpern. Sie sind weniger wichtig und allmächtig, dafür wesentlich nervtötender. In einem Superheld*innenfilm wären sie die unbedeutenden Randfiguren und Sidekicks, die sich leichtfertig in Gefahr begeben, aus der sie dann gerettet werden müssen. Ständig stecken sie ihre Nase in Dinge, die sie nichts angehen, mischen sich ungefragt überall ein, plaudern zur falschen Zeit die falsche Information aus, bereiten den Held*innen vollkommen unnötige Probleme und sind unterm Strich einfach nur lästig, weil sie keine Ahnung haben, worum es wirklich geht – die Rettung der Welt nämlich. In unserem Fall: Die Priorität, die du dir im Leben einräumst.

Wenn du für dich selbst sorgen willst, wirst du immer wieder auf Leute stoßen, die dir das erschweren – teilweise bewusst, weil sie es dir nicht gönnen, teilweise unbewusst, weil das, was du tust, gegen ihre eigenen Glaubenssätze und Überzeugungen verstößt und sie damit nicht umgehen können.

Typologie der häufigsten Widersacher*innen

Bei diesem Treffen haben wir es mit folgenden Figuren zu tun (Nennung in der Reihenfolge ihres Auftritts): das ewige Opfer hinter dem Tresen, der Karrieristen-Kerl neben ihr. Bei den Damen am Nachbartisch handelt es sich um Märtyrer-Mutter, PAT (die Passiv-Aggressiv-Tusse), Suboptimal Woman und »Tut alles für die Familie«-Mann. Mein Bekannter führt ein heimliches Doppelleben als bigotter Blödmann, und ich selbst habe meinen ganz persönlichen Reich-Ranicki am Start.

Hier eine Typenbeschreibung der Widersacher*innen, damit sie im Alltag leichter zu identifizieren sind. Aber Vorsicht, sie sind wirklich tückisch! Mal sind sie weiblich, mal männlich, mal vereint ein Mensch mehrere Haltungen in sich. Und nicht immer erscheinen sie in Form anderer Leute, die freundlicherweise diese Position einnehmen, um uns ganz konkret vor Augen zu führen, worum es hier geht. Fast immer verstecken sich diese Widersacher*innen auch in mehr oder minder ausgeprägter Form in dir selbst, wie im genannten Fall der innere Kritiker in mir.[57] Doch mehr dazu im nächsten Kapitel, wenn es um innere Widerstände geht.

---

57 Natürlich nicht nur der. Ich erkenne in mir Tendenzen sämtlicher dieser Nervensägen – außer der Märtyrer-Mutter und dem »Tut alles für die Familie«-Mann, was höchstwahrscheinlich aber nur daran liegt, dass ich keine Kinder habe.

Diese Glaubenssätze und Überzeugungen können dir das Kreuz brechen. Lerne sie also gut kennen, damit sie dich nicht kalt erwischen.

Das ewige Opfer

… hat es im Gegensatz zu den anderen, denen ja alles in den Schoß fällt, immer einen Tick schwerer, woran die Eltern schuld sind, die Partner*innen, die Vorgesetzten, die Umstände … alle, nur nicht es selbst. Das ewige Opfer malträtiert sein Umfeld mit unentwegtem Gejammere und belästigt alle mit offensiver Zurschaustellung von stillem Leid. Es hat deshalb ein Recht darauf, von allen anderen Rücksichtnahme einzufordern – ist aber selbst meist nicht bereit, diese anderen ebenfalls angedeihen zu lassen. Wozu auch? Den anderen geht es ja so gut! Du kannst Wetten darauf abschließen: Wenn der Satz »Ich will ja nicht klagen …« fällt, hat ihn ein ewiges Opfer ausgesprochen. Und es folgen nach einem knallharten ABER unerbittlich ebenjene Leidlitaneien, die sich das Opfer angeblich verkneift, weil es halt so furchtbar ungern klagt. Ich möchte auf diesen Satzanfang immer gern mit einem barschen »Warum TUST du es dann?« reagieren. Manchmal mache ich das auch. Manchmal laufe ich aber auch einfach schreiend davon oder lache laut heraus – eine effiziente Methode, die ich sehr empfehlen kann. Auch und gerade dann, wenn du selbst an diesem Tag das ewige Opfer zum Frühstück geschluckt hast.

Weitere klassische Sprüche, mit denen sich ein ewiges Opfer sofort verrät:

»Entschuldigung, dass ich störe …«

»Ich will ja keine Umstände machen …«

»Es ist mir wirklich unangenehm …«

Konfrontiert mit dem echten Leid anderer Menschen, die wirklich mit Krankheit, Ungerechtigkeit oder hartem Schicksal geschlagen sind, ist das permanente Anteilnahme heischende Miststück in der Lage, das alles sofort auszublenden, zu ignorieren oder zu verdrängen. Alles. Sofort. Das grenzt irgendwie schon an Superkraft.

Der Karrieristen-Kerl

… stellt Leistung über alles und arbeitet sich so willig und zügig in den Burnout. Dass manche Menschen andere Prioritäten am Start haben, kann er einfach nicht nachvollziehen. Dass es andere Kriterien geben könnte, anhand derer er Menschen bewerten (oder im Idealfall sogar kritikfrei wahrnehmen) könnte, kommt ihm nicht in den Sinn. Welche sollten das auch sein? Leistung ist für ihn konkret, fassbar, verbindlich und so sicher wie Geld in der Bank. Dass es Menschen gibt, die diese Art von materieller Sicherheit für eine Illusion halten, kann er ebenfalls nicht nachvollziehen.

Dafür gibt er sehr wohlmeinend Tipps, wie andere Erfolg haben könnten, wenn sie nur wollten. Denn wenn sie keinen Erfolg haben, dann nur deshalb, weil ihnen das notwendige Wissen dazu fehlt. Dass sie trotzdem keinen Erfolg haben oder gar auf Erfolg keinen Wert legen könnten, ist für ihn wie weißes Rauschen: maximal als leises Störgeräusch im Hintergrund wahrnehmbar.

Die Märtyrer-Mutter

… hat alles für dich gegeben und will jetzt auch etwas dafür zurück: dass du ihre Erwartungen erfüllst und ihr Händchen hältst, wenn es hart auf hart kommt. Enttäusche sie nicht, sorge für sie, tu, was sie dir sagt – dann ist alles gut!

Und dass sie es gut mit dir meint, steht außer Frage, denn sie hat es ja jahrein, jahraus unter Beweis gestellt. Hat sich selbst und ihre eigenen Bedürfnisse hinter die aller anderen geschoben, weil eine gute Mutter das so macht. Und jetzt leidet sie unendlich darunter, dass sie eben ganz hinten steht, hinter allen anderen. Dabei mag sie die Mühen und Entbehrungen, die sie für dich auf sich nimmt, im Grunde überhaupt nicht aufgeben. Nicht freiwillig jedenfalls, man müsste sie ihrer eiskalten Hand nach dem Tode entreißen. Zuvor erwartet sie allerdings massiv, dass diese ihre Opfer …

a) gewürdigt,
b) nicht hinterfragt und
c) mit entsprechender Dankbarkeit honoriert werden. Dankbarkeit bedeutet, dass du machst, was sie will, weil du sonst ihr Herz brichst und sie eh ihr ganzes Leben für dich aufgegeben hat, du undankbares Balg!

PAT – Die Passiv-Aggressiv-Tusse

… ist fast so schlimm wie das ewige Opfer. Sie traut sich nicht, klar herauszusagen, was Sache ist, sondern versucht, dir von der Seite unbemerkt eins reinzuwürgen. Über keinen deiner Erfolge kann sie sich freuen. Braucht sie ja auch nicht zu tun – aber sie sollte wenigstens dir nicht die Freude vermiesen. Zur Rede gestellt, kann sie mit den Vorwürfen nicht umgehen, denn meistens laufen ihre miesen Sticheleien so unbewusst ab, dass sie ihr selbst gar nicht auffallen. Das bedeutet leider auch, dass es ihr sehr schwerfallen würde, das zu ändern. Wenn sie es denn machen wollte. Wahrscheinlich will sie aber nicht.

Ihre Beweggründe sind merkwürdig verwaschen. Es mag Eifersucht sein, Neid, Nichtgönnenkönnen. Sie will damit vielleicht erreichen, dass andere bemerken, wie blöd du bist, ohne sich auf eine konkrete Konfrontation einlassen zu müssen. Sie will mit all den kleinen Gehässigkeiten an deinem Sockel rütteln, damit du auf ihr Niveau absinkst. Dabei hat sie nicht den Mut, für sich selbst Stellung zu beziehen, und kennt keinen anderen Weg, als diesem Frust hinterrücks und über zwei, drei Ecken Ausdruck zu verleihen. Schwierig.

Suboptimal Woman

… hat zu viele Lifestyle-Magazine gelesen und weiß daher, dass sie »zu …« ist (klein, groß, alt, jung, fett, knochig, irgendwas). Sie will die »beste Version« ihrer Selbst sein und versaut sich so ihre besten Jahre (nämlich alle). Das Mangelbewusstsein, mit dem wir alle aufwachsen, ist bei ihr auf besonders fruchtbaren Boden gefallen. In den ersten Lebensjahren haben wir ja alle alles geschluckt, was eine nicht immer wohlmeinende Umwelt an uns herangetragen hat. Aber irgendwann hat Suboptimal Woman im Speziellen versäumt, sämtliche Ansprüche, fremde und eigene, zu hinterfragen und mit ihren echten, eigenen Bedürfnissen abzugleichen. Sicher wünscht sie sich, geliebt zu werden, und glaubt, dafür müsse sie einfach liebenswürdiger sein (unabhängig davon, wie liebenswürdig sie von den anderen wahrgenommen wird). Sie wünscht sich, einen erfüllenden Job zu haben, aber dafür müsste sie mehr Kompetenzen aufweisen, die sie leider nicht hat. Sie wünscht sich, das völlig abwegige Ideal ihrer selbst zu verkörpern, das sich irgendwann in ihrem Geist eingenistet hat. Sich selbst zu akzeptieren, gar zu lieben – klar doch, das macht sie! Sobald sie eben zehn Pfund abgenommen, die Beförderung kassiert, den Preis gewonnen hat. So, wie sie gerade ist, bleibt sie auf immer und ewig unter ihrem mentalen Eichstrich und ist definitiv verbesserungswürdig. Es ist absolut aussichtslos, ihr das Feedback zu geben, dass man sie klasse findet. Es ist, als könnte sie das nicht hören. (Und wenn sie es hört, wird sie dich für dämlich halten, weil du nicht in der Lage bist, ihre offensichtlichen Mängel zu erkennen. Eine klassische No-win-Situation.)

Der »Tut alles für die Familie«-Mann

… war vermutlich früher mit einer Märtyrer-Mutter verheiratet. Seit der Scheidung ist aber alles anders: Jetzt, wo er nicht mehr mit der Familie lebt, fällt ihm auf, was er alles für sie tut, getan hätte, tun würde. Er hat massive Schuldgefühle seinen Kindern gegenüber, weil die Ehe zerbrochen ist – und lässt sich nun von der Brut ausbeuten, dass die Schwarte kracht. Egal, worum ihn die Sprösslinge aus der beendeten Ehe bitten, was sie ihm zumuten und wie sie ihn abblitzen lassen: Sie dürfen alles, denn sie spielen auf seinem schlechten Gewissen wie auf einer Orgel. Sie dürfen sich sogar zwischen ihn und die neuen Partner*innen schieben, wo sie für einen Konfliktherd erster Güte sorgen, wenn Nummer 2 auf dieses Verhalten aufmerksam macht und dafür abgekanzelt wird. Wehe, es fällt ein falsches Wort gegen die Lieblinge! Für sie geht Papa bis ans Ende der Welt und noch ein paar Schritte weiter. Gesund ist das nicht, weder für ihn noch für Nummer 2 – und schon gar nicht für die Satansbraten aus der vorangegangenen Beziehung, deren Charakter es auf ewig verdirbt.

Der bigotte Blödmann

… predigt Wasser und trinkt Wein. Alle Menschen sind widersprüchlich – aber er hat daraus einen Lifestyle gebastelt. Er weiß, wie das Leben, das Universum und der ganze Rest funktionieren, und das sei ihm zugestanden. Er ist mehr als bereit, dieses Wissen mit allen anderen zu teilen, mehr noch: sie damit aus dem Dunkel ihrer Ignoranz ans Licht seiner Weisheit zu führen. Er weiß, wie alle anderen ihr Leben zu führen haben. Ob gerade Kampfklöppeln angesagt ist, Kajakfahren auf Wüstendünen oder Synchronmenstruation – er erklärt dir gerne, warum du das unbedingt tun solltest. Auch wenn er dabei auf keine eigenen Erfahrungen zurückgreifen kann. Und dieses Verhalten steht ihm definitiv nicht zu.

Was ihn so unsympathisch macht, ist aber, dass er selbst nie einhält, was er anderen so vehement ans Herz legt. Du erkennst ihn, indem du sein Verhalten beobachtest und mit seinen ach so vielen Worten vergleichst. So erklärt er eben noch, dass er Buddhist ist und wie sehr ihn die tägliche Meditation ausgleicht. (»Würde dir auch guttun!«, sagt er dazu.) Und einen Augenblick später schnauzt er den Kellner an, weil er zwei Minuten länger auf die Speisekarte warten musste, als ihm karmisch zumutbar war.

Your own personal Reich-Ranicki[58]

... redet dich unentwegt mit großen Worten klein. Zusammen mit dem inneren Zensor, der jeden originellen Gedanken in der Luft zerreißt, dem inneren Angsthasen, der sich nichts traut, und dem inneren Langweiler, den nichts mehr interessiert, bildet er ein inneres »Quartett des Grauens«, für das wir alle ein lebenslanges Abo haben (und nicht wissen, wo wir das Ding abbestellen können). Wenn es etwas Gutes über ihn zu berichten gibt, dann Folgendes: Er ist unermüdlich und erstaunlich effizient, lässt sich weder von Drohungen noch Absichtserklärungen beeindrucken und kann sogar ausgesprochen originell auftreten. Immer dann nämlich, wenn du einen seiner Lieblingskritikpunkte »abgearbeitet« und damit entkräftet hast, findet er einen neuen Ansatz, ihn doch wieder ins Gespräch zu bringen – und noch drei völlig neue Kritikpunkte mit dazu.

Viele halten ihn für den Mächtigsten der Widersacher*innen, den man nur dann überwältigen kann, wenn man bereit ist, dabei selbst mit draufzugehen.

Widersacher*innen außer Kraft setzen

Wie man mit den Widersacher*innen umgeht, ist ja wohl klar: Vermeiden oder in aller Klarheit konfrontieren, damit sie einem nicht länger in die Quere kommen! Sortiere deinen Freundeskreis aus, sag der Großkopf-Etage klar heraus, was Sache ist, und mache einen hohen Bogen um alle Familienmitglieder, die du eindeutig als Widersacher*innen identifiziert hast, völlig un-

58 Benannt zu Ehren Marcel Reich-Ranickis, der Literaturkritik zur Waffe machte, die ebenso vernichtend wie unterhaltsam war.

abhängig vom Verwandtschaftsgrad und der Aussicht auf Erbschaft. Und gut ist!

Nun sitzt du also allein auf deiner Robinsoninsel, schaust ein wenig den Wellen beim Wellenschlagen zu, denn einen Job hast du ja nicht mehr, und hörst den Kokosnüssen beim Wachsen zu, weil sonst niemand zur Unterhaltung da ist. Es ist zwar einsam – aber eine absolut widersacherfreie Zone.

Also vergiss den Tipp von oben, denn so kommen wir nicht weiter. Wir alle vereinen zerstörerische – oder auch nur nervige – Tendenzen in uns, mal mehr, mal weniger. Und wir alle haben unsere störenden Eigenarten, die in der Regel durch andere Pluspunkte wieder ausgeglichen werden. Wer würde noch übrig bleiben, wenn wir alle Menschen, die uns auf die Nerven gehen, aus unserem Leben aussortierten?

Wenn Leute in deinem Freundeskreis sehr starke Ausprägungen von Widersacher*innen aufweisen, kannst du abwägen, ob ihre anderen Eigenschaften das ausgleichen. Vielleicht ist der Dr. Jekyll, der zu diesem Mr. Hyde gehört, so liebenswürdig, nährend und angenehm, dass man den üblen Burschen, wenn er sich dann mal zeigt, dafür gerne in Kauf nimmt.[59] Dann können wir immer noch überlegen, ob wir sie auf diese unangenehme Eigenheit hin ansprechen möchten. Wenn sie eine ehrliche, klare Rückmeldung bekommen, die nicht darauf abzielt, sie zu verletzen oder abzuwerten, können sie vielleicht sogar etwas damit anfangen. Schriftsteller Max Frisch wählt

---

59 In der Novelle *Der seltsame Fall von Dr. Jekyll & Mr. Hyde* von Robert Louis Stevenson spaltet der Wissenschaftler Dr. Jekyll den »schlechten« Teil seiner Persönlichkeit, quasi den Jung'schen Schatten, von seiner Person ab. Das Ergebnis ist der triebhafte, brutale Mr. Hyde, der jetzt ganz neue Möglichkeiten hat, den moralischen Jekyll zu quälen.

dafür ein sehr schönes Bild: »Man sollte die Wahrheit dem anderen wie einen Mantel hinhalten, dass er hineinschlüpfen kann – nicht wie ein nasses Tuch um den Kopf schlagen.«

Wenn uns jemand permanent Energie absaugt und regelmäßig runterzieht, ist es eine Überlegung wert, die Beziehung vielleicht zeitlich einzuschränken. Die Dosis macht das Gift, und was über kurze Strecken, wenn es nicht in die Tiefe geht, ganz angenehm ist, kann auf Dauer schlauchen. Vielleicht steht aber auch an, diese Beziehung ganz loszulassen. Freundschaften, die wir nur »um der alten Zeiten willen« aufrechterhalten, obwohl uns aktuell nichts mehr verbindet, sind, so hart es klingen mag, nichts weiter als Ballast, der Zeit und Kraft raubt. Ist es uns die Person wert, dass wir ihr unsere kostbare Lebenszeit schenken? Oder haben wir für diese Zeit bessere Verwendung? Wir sind unseren Freund*innen verpflichtet – aber nicht unbedingt den Bekannten, Nachbar*innen, Kolleg*innen, Vereinskamerad*innen. Und uns selbst sind wir immer noch mehr verpflichtet als sogar den besten Freund*innen.

Umgekehrt können auch wir uns fragen, inwieweit diese Menschen unsere Lehrer*innen sein können. Wenn wir Wellensittiche wären, würden wir begeistert unser Spiegelbild begrüßen und würden uns jederzeit verstanden fühlen, geborgen und von liebenswürdigen Gleichgesinnten umgeben. Das Leben wäre einfach, aber schön, und unsere einzige Feindin wäre die neue Dunstabzugshaube mit der Turbotaste.

Nun ist das bei uns anders als bei Sittichen. Manche Menschen sind uns auf Anhieb unsympathisch, obwohl sie uns gar nichts getan haben. Dann sind wir ganz ratlos, woher diese

Antipathie kommen mag: Erinnert uns die unsympathische Person an einen Menschen, den wir kennen und nicht mögen?

Natürlich tut sie das. Sie erinnert uns an uns selbst! Nicht an unser Selbst von seiner Schokoladenseite, sondern an unseren finsteren Schatten: etwas von dem, das wir an uns selbst ablehnen, verachten, verleugnen. Im Alltag können wir gewisse Dinge an uns selbst ignorieren. Wenn wir sie in einem Spiegel betrachten müssen, wird es schon schwerer. Wir mögen das Gegenüber, das auf uns wie ein rotes Tuch wirkt, dann so wenig wie ich jene Dame mit Halskrause auf der letzten Konferenz: Sie kam natürlich zu spät; ein Mann musste ihr den bequemsten Platz freiräumen, eine Decke brauchte sie auch, weil kalt, und auf das Applaudieren nach Vorträgen sollten wir verzichten, weil es ihr in den Ohren schmerze. Ich verabscheute sie sofort! »Projektive Identifikation« nennt es die Psychoanalyse, wenn wir Teile unser Selbst auf einen anderen Menschen projizieren.

Wenn wir dagegen mit uns selbst im Reinen sind, haben wir keine Probleme mit den kleinen charakterlichen Eigenarten in unserem Umfeld, weil sie uns schlicht nicht betreffen und wir mit nichts davon in Resonanz gehen. Je mehr du dich selbst magst, desto weniger musst du dich über andere Leute ärgern. Und das Schöne: Während du am Verhalten deiner Mitmenschen nichts ändern kannst, hast du jede Möglichkeit, dein eigenes Verhalten zu modifizieren.

Dein schlechtes Gewissen ausschalten

So verschieden sie auf den ersten Blick auch sein mögen, fällt auf, dass die meisten Widersacher*innen dein schlechtes Gewissen gegen dich verwenden. Wenn du an deinem Gewissen arbeitest, entmachtest du sie auf einen Streich!

Zum Beispiel das ewige Opfer: Auch wenn du Mitgefühl für dessen Situation aufbringst, ist damit niemandem geholfen. Spare dir dein Mitgefühl für diejenigen, die es wirklich verdienen (und von denen es reichlich gibt), und verschwende es nicht an Leute, die nur ihr eigenes, sehr subjektives »Leid« wahrnehmen und damit reihum hausieren gehen. Natürlich wollen sie damit nur Aufmerksamkeit oder Zuneigung erreichen. Aber, du weißt es inzwischen: Das können sie nicht von anderen erwarten, nur von sich selbst.

Der Karrieristen-Kerl hat nur dann einen Hebel anzusetzen, wenn du glaubst, dass du irgendwie doch Leistung erbringen und Karriere machen solltest, weil das nun mal der anerkannte Weg in unserer Gesellschaft ist. Wenn dir das aufrichtig egal ist, hat er nichts gegen dich in der Hand.

Wenn die PAT dir einreden will, dass du dich schlecht fühlen solltest, weil du mehr Geld hast als sie, dann nimm das als Gelegenheit, dein Verhältnis zum Geld zu überdenken. Vielleicht setzt die PAT andere Prioritäten mit ihrem Geld.[60] Vielleicht arbeitet sie weniger als du. Vielleicht arbeitet sie härter und spart mehr und hat trotzdem weniger – aber bist du dafür verantwortlich? Solange du dein Geld nicht ihr gestohlen hast und ihr deinen Wohlstand nicht taktlos unter die Nase reibst, brauchst du dich nicht zu schämen, wenn du damit machst, was dir sinnvoll erscheint.

---

60 Unerträglich, wenn jemand, der sich gerade ein neues Auto gekauft hat, andere danach ewig lang jammernd um ihre Urlaube beneidet, während diese mit dem Fahrrad fahren.

Suboptimal Woman scheint auf den ersten Blick Mitleid erheischen zu wollen, weil sie sich so sehr plagt. Aber vergiss nicht: Die überzogenen Ansprüche, die sie an sich hat, hat sie auch an andere. Sie ist als Erste mit dabei, ihre Mitmenschen zu kritisieren und zu verurteilen – nicht einmal, um ihnen persönlich damit zuzusetzen, sondern einfach, weil sie so gestrickt ist und wirklich glaubt, dass es im Leben darum geht, unrealistischen Idealen hinterherzujagen. Wer so ausschaut, als hätte er oder sie ein Ideal erreicht, darf mit ihrem Neid rechnen oder damit, auf ein Podest aus tönernen Beinen gestellt zu werden.

Der bigotte Blödmann nervt oft so sehr, dass er es damit übertreibt und ihn alle deshalb spontan ablehnen. Aber wenn er subtiler arbeitet, dann können wir durchaus in Versuchung geraten, ihm Recht zu geben: Wir könnten wirklich weniger Kaffee trinken, mehr meditieren, einen Hund aus dem Tierheim holen. Nicht, weil er es sagt, sondern weil es ja wirklich so ist und wir selbst schon daran gedacht haben. Ihn kann man leicht mit einigen wohlgewählten, nuancierten Worten außer Gefecht setzen: »Geh weg mit dem Zeug, das interessiert mich nicht!« Man muss es nur unter Umständen öfters sagen.

Your own personal Reich-Ranicki schließlich ist für viele die Verkörperung des schlechten Gewissens: Weil man sich und andere enttäuscht, wie er einem weismachen will, weil man eh nie etwas richtig macht, egal, wie sehr man sich anstrengt. Es mag schon stimmen, dass du den inneren Kritiker nie ganz loswerden oder auch nur zeitweise abschalten kannst. Aber du brauchst ihm nicht zuzuhören und dem, was er vor sich hinblubbert, schon gar keinen Glauben zu schenken. Ruckzuck reduzierst du ihn so auf einen kleinen, kläffenden Köter, der noch nicht mal genügend Zähne hat, sich in deinem Hosenbein zu verbeißen. Dazu gehört Übung, es ist aber machbar: Red du nur, es ist mir gleich.

Am schwersten fällt es in der Regel, das schlechte Gewissen den eigenen Eltern gegenüber aufzugeben. Die inzwischen legendäre »jüdische Mutter« von Watzlawick ist das bekannteste Beispiel dafür, wie eine Märtyrer-Mutter mit ihren Pfunden wuchern kann.[61]

Natürlich gibt es auch legitime Gründe für ein schlechtes Gewissen:

- Wenn du jemandem Unrecht getan hast oder Teil einer Gruppe bist, die einer anderen Gruppe Unrecht tut. Dies impliziert das Bewusstsein des Unrechts.
- Wenn du etwas nimmst, erbettelst oder erschleichst, was dir nicht freiwillig gegeben wurde – sei es Geld, Zeit, Sex, Aufmerksamkeit, Energie, Würde, Hilfe …
- Wenn du weißt, dass – und wie – du etwas hättest besser machen können und es trotzdem nicht gemacht hast.
- Wenn du falsches Verhalten erkannt hast, bereust und nicht korrigierst.
- Wenn du die eigenen Werte und das, was du selbst als richtig anerkennst, ignorierst – aus welchen Gründen auch immer.

---

61 Besagte »jüdische Mutter« bringt ihrem Sohn zwei Hemden mit. Er zieht eines davon gleich an. Als die Mutter ihn sieht, sagt sie vorwurfsvoll: »Das andere gefällt dir wohl nicht?« Paul Watzlawick: *Anleitung zum Unglücklichsein*, Piper Taschenbuch.

Keine legitimen Gründe für ein schlechtes Gewissen sind dagegen:

- Wenn du die Erwartungen anderer nicht erfüllst.
- Wenn du die Interessen von anderen, die nicht bedürftig sind, nicht über deine eigenen stellst.
- Wenn du dich nicht vor den Karren anderer spannen lässt.
- Wenn sich jemand von dir verletzt fühlt, du aber nach bestem Wissen und Gewissen gehandelt, diese Verletzung nicht beabsichtigt und dich aufrichtig dafür entschuldigt hast.
- Wenn du die Meinungen und Wertvorstellungen anderer nicht teilst. (Was nicht bedeutet, dass du sie nicht respektierst, wenn sie es verdienen.)

Während nach dem Volksmund ein gutes Gewissen das beste Ruhekissen darstellt, wird meiner Erfahrung nach ein schlechtes Gewissen oft als billige Ausrede genutzt. Es zu haben, ohne daraus Konsequenzen zu ziehen, ist eine einfache Art, mieses Verhalten zu relativieren: Als wäre das schlechte Gewissen ein fairer Preis, den man dafür bezahlt, sich danebenzubenehmen. Wenn du dagegen mit dir selbst im Reinen bist, kann dich nichts und niemand mit einem schlechten Gewissen manipulieren. Ergründe also immer ehrlich und gewissenhaft, wo es kneift. Wenn es sich dabei wirklich um dein eigenes Fehlverhalten handelt, bring es wieder in Ordnung. Wenn du dir nur einen Stiefel hast anziehen lassen, der gar nicht passt, dann zieh ihn wieder aus.

WELCHE WIDERSTÄNDE SIND ZU ERWARTEN?

Neben den Widersacher*innen im Außen stehen wir uns auch sauber selbst im Weg, wenn wir für uns sorgen wollen. Wie schon erwähnt, tragen wir einige der Qualitäten, die andere Menschen aufweisen, auch in unserem Inneren durch die Welt. Vielleicht sind wir Karrieristen-Kerle, ohne es wahrhaben zu wollen, und treiben uns selbst zu immer mehr Leistung an, weil wir Erfolg sehen wollen. Vielleicht haben wir eine Suboptimal Woman unter all den Schichten aus Akzeptanz und Wohlwollen verborgen und finden immer etwas an uns auszusetzen. Eventuell setzen wir anderen Leuten mit passiv-aggressiven Tendenzen zu, ohne es wirklich zu registrieren.

All diese Eigenschaften oder Eigenheiten, mit denen wir uns selbst das Leben schwermachen, bezeichne ich hier als Widerstände, obwohl sie manchmal auch als Antrieb oder Ablenkung auftreten können. Aber auf dem Weg, uns selbst höchste Priorität einzuräumen, sind sie einfach Hindernisse, mit denen wir uns in irgendeiner Form auseinandersetzen müssen. Sie haben deshalb so viel Kraft, weil wir meistens ganz unwillkürlich auf sie reagieren, ohne uns dessen – und ihrer – bewusst zu werden. Unsere Glaubenssätze finden ihren Ausdruck in Verhaltensmustern, die sich so schnell und fest in uns verwurzeln, dass wir manchmal denken, es handle sich dabei um echte Anteile unserer eigenen Persönlichkeit. Aber es sind in vielen Fällen nur die Ausprägungen von Widerständen, nicht mehr und nicht weniger.

Widerstände überwinden

Als Erstes steht an, deine individuellen Widerstände zu entdecken. Hier einige, aber längst nicht alle, mit denen du zu tun haben könntest:

- Du fühlst dich wie ein Opfer: immer ausgenutzt, über den Tisch gezogen, der eigenen Handlungsfreiheit beraubt. Dieses Gefühl kann unabhängig davon auftreten, ob du ganz reale Einschränkungen oder Zwänge erfährst oder dich selbst beschränkst. Auf jeden Fall glaubst du, dass du nichts tun kannst, um deine Situation zu ändern, und dass es dir unmöglich ist, selbstbestimmt aufzutreten. Du bist im Glauben an deine eigene Ohnmacht gefangen.
- Du bist überzeugt davon, dass du grundsätzlich nichts verdienst und deinen Wert erst noch beweisen musst, immer wieder von Neuem. Du suchst deshalb Anerkennung und Bestätigung im Außen, statt an deinem eigenen Selbstwert zu arbeiten. Damit machst du dich von den Erwartungen und Bewertungen im Außen abhängig und verbaust dir die Möglichkeit, deinen eigenen Weg zu gehen.
- Du glaubst, dass du so, wie du bist, nicht gut genug bist. Deshalb bist du ständig dabei, dich zu verbessern, und Welten davon entfernt, dich zu akzeptieren. All deine Energie

verdampft in diesen Optimierungsmaßnahmen. Du versuchst, einem per definitionem unerreichbaren Ideal, das in dieser Form nicht existiert, zu entsprechen.

- Du bist hin- und hergerissen zwischen dem, was du zu glauben denkst, und dem, was du wirklich glaubst. Du kennst die Glaubenssätze nicht, die dein Verhalten bestimmen, und verstrickst dich deshalb in Widersprüche zwischen deinen Werten und deinen Taten, die diesen nicht unbedingt entsprechen.
- Du bist der festen Überzeugung, dass es deine Aufgabe ist, immer allen anderen zu helfen und dich selbst hintanzustellen. Für dich selbst zu sorgen, hältst du für egoistisch und rücksichtslos. Du glaubst, dass die Welt nur durch Selbstlosigkeit besser werden kann.

Wenn du deine individuellen Widerstände entdeckt hast, schau sie genau an. Sei aufrichtig, auch wenn das all deinen Mut erfordert. Das Licht unserer Aufmerksamkeit verändert die Dinge. Lerne deinen Widerstand so gut kennen, wie es nur geht. Versuche, dich in seine Situation zu versetzen: Von seiner Warte aus will er dich nicht von etwas abhalten, sondern vor etwas Schlimmem bewahren: Enttäuschung, Niederlage, Liebesverlust. Er will dich nicht zwingen, sondern ermutigen, das, wie er meint, Richtige zu tun. Seine Funktion sieht er als beschützend; für ihn ist das, was er tut, äußerst sinnvoll, und wie ein wohlmeinendes Elternteil kann er mit Fug und Recht behaupten, dass er ja nur dein Bestes will.

Wenn dieses »Beste« aber dem im Weg steht, was dir wirklich guttut und was du wirklich brauchst, dann musst du deinen Widerstand konfrontieren. Vielleicht nicht unbedingt auf die harte Tour: Bedanke dich bei ihm für die Arbeit, die er für dich übernommen hat. Und dann mach ihm klar, dass du seine Ratschläge künftig ignorieren wirst, weil dir etwas anderes wichtiger ist. Das gelingt natürlich nicht mit einem oder zwei Malen. Aber je öfter du dich mit deinen Widerständen auseinandersetzt und gegen deine eigenen Interessen und Bedürfnisse abwägst und je entschlossener du dich gegen sie entscheidest, desto besser kannst du sie entweder wie eine Hürde überspringen oder geschmeidig durch sie hindurchgleiten wie ein heißes Messer durch ein Stück Butter.

Fallbeispiel

Ein Widerstand, den viele Menschen mit sich herumtragen, ist der innere Kritiker – die Stimme, die dich immer an deinen Fähigkeiten und Möglichkeiten zweifeln lässt und dich daran hindert, dorthin zu gehen, wo eine Blamage auf dich warten könnte. Mein persönlicher Reich-Ranicki kostet mich enorm viel Energie und hält mich äußerst effizient von vielen interessanten Dingen ab. Das Gemeine ist, dass er sich absolut nachvollziehbaren Ängsten und Hemmungen »aufpropfen« und so deren Energie multiplizieren kann. Dabei ist es völlig gleichgültig, wie er in mich hineingeraten ist, ob es meine Mutter war oder ein Lehrer oder die gemeinsamen Anstrengungen von Zeitqualität, Karma und Schmetterlingseffekt. Wirklich interessant ist nur das, woran er mich im Moment hindern will. Er ist auf diese Weise ein wertvoller Hinweisgeber, denn ich weiß mittlerweile, dass es sich immer lohnt, da hinzugehen, wo er mit abwehrend wedelnden Armen davorsteht. Es hat mich unendliche Überwindung gekostet, mich bei einem Poetry-Slam auf die Bühne zu stellen und einen Text von mir vorzulesen. Dass der Text nicht ankommen könnte, war dabei mein geringstes Problem. Alle anderen Vorleser*innen waren zu 80 Prozent männlich, zu 50 Prozent besser als ich und zu 100 Prozent nur halb so alt. Innerlich wappnete ich mich gegen Bemerkungen wie »Kommen die zum Sterben jetzt schon auf die Bühne?« – und überlegte, ob ich mir den Titel »die Slam-Seniorin« geben sollte, um ihnen vorzubeugen.[62] Meine Angst war, dass ich wortwörtlich in die wachsweichen Knie gehen könnte; gegen meine Hände, in denen ich das Papier knüllte, war handelsübliches Espenlaub so ruhig wie ein Gehirnchirurg vor der Lobotomie (einer fremden, nicht seiner eigenen).

Um es kurz zu machen: Ich erkannte, was Reich-Ranicki da anstellte, nämlich, mir den Spaß zu verderben. Da ich das nicht einsah, habe ich mich – und damit ihn – überwunden, als ob es kein Morgen gäbe. Inzwischen kann ich ohne mit der Wimper zu zucken vor Hunderten von Zuhörer*innen stehen und Texte vorlesen. (Und ich werte es als Erfolg, wenn die Leute nicht gleich schreiend davonlaufen.)

Daraus habe ich gelernt: Wenn dein Wunsch, etwas zu tun, stärker ist als die Kraft des inneren Widerstandes, dich daran zu hindern, hast du gewonnen. Also kann ein Weg darin bestehen, Energie darin zu investieren, den Wunsch in dir groß werden zu lassen. Je größer der Wunsch, desto mehr Anziehungskraft hat er – das ist einfach Physik[63]. Und je mehr du

62 Inzwischen weiß ich, dass viele fantastische Slammer*innen mindestens so alt sind wie ich. Das Alter ist also, wie so oft, auch hier keine Ausrede.

63 Auch wenn viele Naturwissenschaftler*innen behaupten würden, dass ein Wunsch keine Masse habe und somit keine Anziehungskraft entwickeln könne.

dich ihm näherst, desto stärker wirkt seine Anziehungskraft auf dich.

Das lässt sich auf alle Widerstände anwenden: Die einen wollen dich von etwas abhalten, die anderen dich zu etwas zwingen. Sie wollen deine Perspektive bestimmen und dich in ein Muster pressen, das dich nicht glücklich macht. Wenn dir etwas wirklich wichtig ist, kannst du diese Widerstände aber mit Beharrlichkeit überwinden. Gib nicht auf, auch wenn sie nicht gleich nachgeben. Halte ihnen wieder und wieder die Kraft deiner eigenen Wünsche und Visionen entgegen.

Nicht immer sind Widerstände so offensichtlich wie bei meiner Bühnenkarriere.[64] Nicht immer bauen sie sich vor dir wie eine Mauer auf, an der du dir den Kopf einrennst. Manchmal sind sie ganz weich und vage, und du musst schon intensiv in dich hineinspüren, um zu erkennen, wo die Wurzel des Unbehagens ist, das dich gerade plagt. Dabei können dir Achtsamkeit, Aufrichtigkeit und Beharrlichkeit helfen.

Und wenn du einen speziellen Widerstand als Grund für Unbehagen und Zögerlichkeit identifiziert hast, kannst du überlegen, wie du ihm beikommst. Du könntest beispielsweise auch eine der Superkräfte gegen ihn einsetzen, die im nächsten Kapitel vorgestellt werden.

64 Das klingt doch besser als »die paar Male, wo ich mit einem Text auf einer Bühne stand«.

WELCHE SUPERKRÄFTE HAST DU?

Superheld*innen überfluten aktuell unsere kulturelle Landschaft. Es gibt inzwischen so viele davon, dass sie demnächst auch in den Supermärkten berücksichtigt werden: Selbstbedienungskasse – süßwarenfreie Kasse – Superheld*innenkasse. Sie sind Archetypen des modernen kollektiven Unbewussten, die alles das sind, was wir gerne wären, und alles das können, was wir gerne könnten, und darüber hinaus dankenswerterweise alles das erledigen, was wir uns selbst nicht zutrauen. Sie haben schließlich Superkräfte, die uns fehlen.

In dieser Paralleldimension leben wir Diversität: Wir haben Held*innen, die schon fixfertig super geboren wurden, weil sie Alien, Mutanten oder Sprössling heidnischer Gottheiten sind; solche, die durch Laborunfall, kosmisches Missgeschick oder magische Intervention irgendwann später im Leben Superkräfte entwickeln; und wieder andere, die durch fleißiges Training, abartig viel Geld und richtig hohe Intelligenz (gern in Kombination aller drei Faktoren) auch ganz gut zurechtkommen. Im Grunde sind sie für uns heute das, was die Göttinnen und Götter des Olymps für die Leute der Antike waren: mehr als Menschen und zugleich allzu menschlich, allgewaltig und eitel, selbstbewusst und ethisch ignorant in oft fataler Kombination – dafür aber unterhaltsam.

Doch wir alle verfügen über regelrechte Superkräfte, obwohl uns weder eine radioaktive Spinne gebissen noch ein Meteorit geschwängert hat. Hier wird es erst richtig interessant: Wir haben mehr Potenzial, als wir wissen, wahrhaben oder – vielleicht sogar – begrüßen. Denn mit großer Macht kommt auch große Verantwortung, wie bereits in Kapitel »Was kannst du als Erstes tun?« besprochen wurde, und die ist ja nicht immer jedermanns oder -fraus Sache. Es ist natürlich deine Wahl, ob du diese Fähigkeiten nutzt, um für dich selbst zu sorgen, oder ob du sie lieber brachliegen lässt. Aber wirf erst einmal einen unverbindlichen Blick auf die glorreichen Sieben, die hier vorgestellt werden, als da wären: Aufgeschlossenheit, Achtsamkeit, gesunder Menschenverstand, gesunder Egoismus, gesunde Wurschtigkeit, Wut und Kreativität.[65] Wenn du auch nur bei einem oder zweien denkst: »Hmm, das kommt mir bekannt vor, nicht ausgeschlossen, dass ich das draufhabe.«, dann ist das eine solide Grundlage, mit der du arbeiten kannst.

Aufgeschlossenheit

Wer sich neuen Erfahrungen verweigert, bringt damit energetisch zum Ausdruck, lieber »auf die harte Tour« lernen zu wollen. Du entkommst den Lektionen nicht, die das Leben für dich vorgesehen hat, und auch hier gilt, dass, wer nicht hören will, eben fühlen muss. Will sagen: Du kannst anstehende Lernerfahrungen wirklich lange ignorieren. Die Gründe dafür können vielfältig sein: Vielleicht leidest du unter Selbstgefälligkeit und kannst dir nicht vorstellen, dass es noch irgendetwas gibt, was du zu lernen hättest. Vielleicht fühlst du dich

65 Diese Liste erhebt keinen Anspruch auf Vollständigkeit.

unsicher und erliegst der Illusion, einen Zustand von Stagnation herstellen zu können, in dem du dich geborgen fühlen kannst. Vielleicht glaubst du, nicht die Kapazität zum Lernen zu haben, und lehnst deshalb alles ab, was deiner Erwartung nach nur in einer Niederlage enden kann. Vielleicht erkennst du bei dem, was dir begegnet, nicht, dass es sich um Lernerfahrungen handelt und nicht um gemeine Schicksalsschläge, die es darauf abgesehen haben, dich zu vernichten. Vielleicht bist du mit einer Veranlagung zur Angst vor allem Fremden und Neuen bereits auf die Welt gekommen oder hast sie zusammen mit dem Eigenheim von deinen Eltern geerbt …

Wie auch immer: Du kannst deinen Lernerfahrungen nicht entkommen. Schließlich leben wir, um zu lernen – davon bin ich überzeugt. Verweigere dich der kleinen Lektion, die heute mit leichter Hand daherkommt. Verweigere dich der nächsten, etwas größeren, die drei Tage später auftaucht und dich schon strenger anguckt. Und ein paar Wochen darauf fällt dir die Lektion wie ein Amboss auf den Kopf und macht dich erst mal richtig platt. Wer sich Neuem verweigert, verschleudert damit nicht nur kostbare Zeit, sondern riskiert das Leben.

Denke daran: Du bist nicht fixfertig auf die Welt gekommen. Vollkommen und perfekt auf deine Weise, das schon. Aber es gab noch so viel zu wachsen und zu lernen, in dir aufzunehmen und zu verarbeiten, zu erkennen und umzusetzen, bevor du auf eigenen Beinen stehen und für dich selbst sorgen konntest. Und das geht so immer noch so weiter, wortwörtlich so lange, bis wir uns aus diesem Leben verabschieden. Wir können also grundsätzlich davon ausgehen, dass wir noch nicht alles wissen und es immer noch etwas zu lernen gibt, ohne dass wir damit einen Irrtum riskieren. Das Leben besteht nicht nur aus Veränderungen, es IST Veränderung. Wir können uns unbesorgt jederzeit darauf verlassen, dass nichts so bleibt, wie es gerade ist. Deshalb brauchen wir die Aufgeschlossenheit. Ohne diese Energie fällt es uns ungleich schwerer, Neues zu lernen, uns in unvertrauten Umgebungen zurechtzufinden oder mit Veränderungen umzugehen. Ohne gehen wir mit offenen Augen durch die Welt, ohne wirklich etwas zu sehen oder erkennen zu können. Ohne sie erliegen wir der Illusion, dass Dinge in ihrer Art und ihrem Bestand immer so bleiben, wie sie jetzt sind, und dass etwas falsch läuft, wenn sie sich verändern.

Das Neue ist das Unbekannte, Unvertraute, das Fremde – und das ängstigt uns oft auf irrationale Weise. Kein Kind würde mehr auf natürliche Weise geboren werden, wenn es seine Angst vor dem Fremden beim Eintritt in diese Welt nicht überwinden würde. Obwohl die Werbung gut damit fährt, uns »neu« als »besser« zu verkaufen, sind wir im Alltag oft davon überfordert.

Erinnerst du dich noch an deine Kindheit, wenn etwas Unbekanntes auf dem Teller vor dir lag, das du reflexhaft erst einmal verweigert hast (und das unter Umständen später zu deinem Lieblingsgericht wurde)? Dann hat deine Mutter wahrscheinlich die Ansage gemacht: »Es wird wenigstens probiert!« Dieser Spruch ergibt nicht nur im Hinblick auf Ernährung und Kindererziehung so viel Sinn, dass man ihn sich auf die Stirn tätowieren oder wenigstens aufs T-Shirt sticken lassen sollte, wie es Mami-Bloggerin Mareike Opitz getan hat (das Shirt natürlich, nicht das mit der Stirn).[66]

---

66 Die T-Shirts mit den Mami-Sprüchen gibt es als Ergänzung zu einem nicht nur für Eltern äußerst amüsanten Buch zum Leben mit Kindern: Mareike Opitz: *Ene Mene Miste, Mutti schreibt 'ne Liste*, Rowohlt Taschenbuch.

Egal, was dir im Leben begegnet und wie skeptisch du dem gegenüberstehst: Schau nicht gleich weg, sondern mindestens einmal genau hin. Versuch es wenigstens, koste davon. Du hast nichts zu verlieren außer deiner Ignoranz, dafür viel an Erfahrung zu gewinnen. Du kannst dich nicht blamieren, wenn du aufgeschlossen genug bist, dich auf neue Ansichten, andere Menschen, ja das Leben selbst ohne Vorbehalte einzulassen. Aufgeschlossenheit als Superpower macht dich biegsam wie ein Bambusrohr, so dass du im Sturm der Veränderung nicht zerbrichst, sondern dich anmutig neigst und dann wieder aufrichtest. Sie macht deinen Blick weit und deinen Kopf noch weiter; sie macht aus dir eine Tür statt einer Mauer, an der sich die Lektionen des Lebens den Kopf einrennen – weshalb dir umgekehrt selbst mehr Türen als Mauern begegnen werden. Garantiert.

Achtsamkeit

Achtsamkeit ist das Yoga unseres Jahrzehnts: Etwas, das vor einiger Zeit nur wenigen Menschen ein Begriff war und außerhalb einiger schmaler Nischen recht eigentümlich wirkte, bis es sich dann irgendwann durchsetzte und zum Mainstream wurde. Von der Wirksamkeit von Yoga konnten sich mittlerweile sogar die Leute überzeugen, die anfangs nur dumme Witze darüber parat hatten. Es ist heute so wenig exotisch wie ein Kohlrabi. Auch von Achtsamkeit haben aktuell schon jene Menschen gehört, die mit Buddhismus nichts am Hut haben. Achtsamkeit bedeutet, dass wir uns selbst, unserer Umwelt, ja dem Leben an sich mit voller Aufmerksamkeit und ganzem Fokus im Hier und Jetzt begegnen, dass wir uns weit öffnen für alles, was wir wahrnehmen können, in uns hineinspüren und so erkennen, was gerade wirklich Sache ist.

Wenn dein Alltagsverstand dir weismachen will, du habest Hunger, verrät dir die Achtsamkeit, dass du dich nach Geborgenheit und Wärme sehnst. Wenn er behauptet, du wärst von einem anderen Menschen beleidigt worden, weiß die Achtsamkeit, dass du dich sehr unsicher und deshalb angreifbar fühlst. Wenn er erklärt, du bräuchtest nur einen Kaffee, dann ginge es wieder weiter mit der Arbeit, erkennt die Achtsamkeit, dass du im Grunde eine Auszeit bräuchtest, es wegen deiner latenten Existenzangst aber nicht wagst, sie dir zu nehmen. Ohne Achtsamkeit würden wir uns von ersten Eindrücken oder fehlerhaften Interpretationen ablenken lassen und den Dingen nicht auf den Grund gehen. Dabei liegt dort alles, was wir wissen müssen.

Achtsamkeit ist aufrichtig: Was du dank ihr über dich lernst, ist immer die Wahrheit und trifft dich manchmal bis ins Mark. Das ist auch verständlich: Wenn du das Image eines starken Menschen schon so lange aufrechterhältst, dass du selbst daran glaubst, kann es dich verunsichern, wenn du auf einmal deiner Schwäche begegnest. Wenn du wirklich davon überzeugt bist, ein mitfühlender Mensch zu sein, mag es dich überraschen, wenn du auf einmal Spuren von Neid oder Verachtung anderen gegenüber entdeckst. Dabei sind alle Gefühle legitim, und Achtsamkeit wertet nicht: Sie registriert, was ist, ohne es dabei mit goldenen Sternchen als klasse, mau oder »meh« zu kategorisieren.

Achtsamkeit ist immer im aktuellen Moment, und da kann sie auch dich, deine Gedanken und Wahrnehmungen sicher verankern. Sie erkennt, was JETZT ist, und kümmert sich nicht um das, was vorher war oder später sein wird. Allein dies ist schon eine Superkraft an sich, die auch beim Yoga über die Wahrnehmung des Körpers oder bei der Meditation über die Wahrnehmung des Atems trainiert wird. Wenn du einmal anfängst, darauf zu achten, wo deine Aufmerksamkeit und damit deine Energie gerade ist, wirst du wahrscheinlich feststellen, dass sie sich nur selten im Hier und Jetzt aufhält. Wesentlich öfter ist sie ganz woanders, wo wir sie nicht nutzbringend einsetzen können. Weder das Hadern mit dem, was war, noch das »vorausschauende Planen«[67] dessen, was sein wird, gibt deiner Energie eine Möglichkeit zu agieren, statt nutzlos zu verpuffen (oder aber im schlimmsten Fall Selbstmitleid, Ärger, Sorge und Lähmung zu verursachen). Das funktioniert nämlich nur im JETZT, wo alles das passiert, was wirklich relevant ist.[68]

Achtsamkeit ist der Weg zu deinen wahren Bedürfnissen und der Motivation hinter deinen Taten. Ohne sie wirst du diese – und dich – nicht besser kennenlernen, als du es im Augenblick tust, was schade wäre. Du erfährst mit ihr auch viel über die Bedürfnisse und Motive anderer Menschen, was dir hilft, sie besser zu verstehen und ihnen vielleicht sogar mehr Verständnis entgegenzubringen.

Achtsamkeit schützt dich vor blindem Aktionismus, Missverständnissen, Fehleinschätzungen und dem Verlust von Fokus. Sie ist die Tasse Tee, die man erst einmal in Ruhe trinkt,

---

67 Du kennst den Spruch: »Wenn du Gott zum Lachen bringen willst, erzähle ihm von deinen Plänen.« Alles ändert sich ständig und nichts ist planbar. Beste Illustration dafür ist das geniale Brettspiel »Colt Express«.

68 Mehr dazu verrät Eckhart Tolle in: *Jetzt. Die Kraft der Gegenwart*, Kamphausen Media.

bevor man losrennt und im Affekt irgendeinen Unfug anstellt. Dabei hat sie mit einem Spielverderber der Art von »Aufpassen!« oder »Vorsicht!« nichts gemeinsam. Sie will dich nicht hindern, etwas zu tun, dich nicht ausbremsen oder dir ein Bein stellen. Sie führt dir einfach das, was du tust, und die Gründe, aus denen du es tust, aufrichtig und klar vor Augen. In Krisensituationen hilft sie dir, gelassen zu bleiben und dich zu sortieren, bevor du in Aktion trittst.

Und das Beste: Sie ist immer und jederzeit verfügbar und kann wie ein Muskel trainiert werden. Wenn du die Wahrheit wissen und im Hier und Jetzt leben möchtest, solltest du täglich mit ihr arbeiten.

Gesunder Menschenverstand

Ein Hoch auf den gesunden Menschenverstand! Kommt es mir nur so vor oder wird er in letzter Zeit tatsächlich nicht mehr so wertgeschätzt, wie er es verdient hätte? Das liegt sicher daran, dass er zu oft von der Polemik missbraucht wurde (und immer noch wird), um fehlende Argumente zu ersetzen oder mit reiner Subjektivität zu arbeiten, dieser aber den Anschein von Objektivität zu geben. Vielleicht hilft es, den gesunden Menschenverstand dort zu verankern, wo er nicht nur keinen Schaden anrichten kann, sondern sogar Gutes bewirkt: in deinem eigenen Geist. Wenn du dagegen damit nach draußen gehen und in Diskussionen deine Argumentation unterstützen möchtest, wärst du gut beraten, dich mit sachlicheren Belegen und Beweisen auszurüsten. Gesunder Menschenverstand ist sehr individuell, denn er bewegt sich im Kontext der Erfahrungswerte seiner Besitzer*innen. Seine Prämisse ist, dass wir, wenn wir normal entwickelt und von durchschnittlicher Intelligenz sind und einige Parameter des Lebens kennen, anhand derer auch andere Dinge einschätzen können, mit denen wir es zu tun haben. Aber das lässt sich eben nicht auf alles und alle übertragen.

Aber wenn es um dich geht und alles, was dich betrifft, kann der gesunde Menschenverstand (GM) sehr hilfreich sein. Wenn »neueste Studien« belegen, dass Schokolade nicht nur schlau, sondern auch schlank macht und dass wir alle verkannte Genies sind, die bedauerlicherweise nur zehn Prozent ihres Gehirnpotenzials nutzen, dann ist GM der Freund, der dir kopfschüttelnd sagt: »Nicht zu fassen, was für ein Blödsinn da verzapft wird.« Und du wischst dir heimlich die Schokolade aus den Mundwinkeln und sagst: »Ja wirklich. Wer würde so einen Schmarrn glauben!«

Gesunder Menschenverstand ist kein Spielverderber und kein Studien-Nerd; er ist kein Materialist, der nur glaubt, was er sehen und essen kann, und kein notorischer Skeptiker, der allem erst einmal grundsätzlich misstraut. Stattdessen ist er ein Freund, der nicht auf den Kopf gefallen ist, der lange genug gelebt hat, um das eine oder andere an solidem Wissen zu erwerben, und der sich kein X für ein U vormachen lässt. Er erkennt eine Milchmädchenrechnung, wenn er eine sieht, und kann sie von einer Fata Morgana unterscheiden – die er ebenfalls sofort identifiziert. Ohne Wunschdenken und Glauben-Wollen bemüht er sich um eine realistische Wahrnehmung der Situation. Und das Beste: Er präsentiert dir seine Einschätzungen immer wie ein Kumpel, ohne Beurteilung, Besserwisserei oder Manipulation. Ihn zu Rate zu ziehen schließt nicht aus, dass du dennoch aufgeschlossen Neuem gegenüber bist. Er hält dich nicht vom Abenteuer ab, sondern rät dazu, eine solide Ausrüstung mitzunehmen.

Gesunder Menschenverstand hilft dir, wenn du für dich sorgst, die Auswirkungen deiner Maßnahmen einzuschätzen. Das Problem ist nur, dass wir so ungern auf ihn hören. Wir möchten doch glauben, dass wir mit dreiwöchigen Atemübungen und Bronchialtee-Trinken die Folgen von jahrelangem Zigarettenkonsum ausmerzen können. Dass es Onkel Luzifer nichts ausmacht, wenn wir zwar Tante Xanthippe, jedoch nicht ihn zur Taufe unserer Erstgeborenen einladen. Dass 35 Prozent Rendite bei Investitionen in tropischen Regenwald absolut realistisch sind und wir so unseren Lebensabend sichern können. Dass wir nicht durch harte Arbeit, sondern allein unser Charisma die Beförderung kassieren werden. Illusionen sind unser täglich Zuckerbrot. (Die Folge der Illusionshörigkeit ist dann die Peitsche.)

»Ja, ja«, sagt dann Freund gesunder Menschenverstand und zieht sich ein T-Shirt über, auf dem groß GM steht, und fügt hinzu: »Die Erde ist eine Scheibe. Komm, das weißt du doch besser. Bist ja nicht erst seit gestern auf dieser Welt.«

Er regt uns an, gewisse Fakten erst noch einmal selbst zu prüfen, bevor wir sie ins weltweite Web hinausposaunen. Er motiviert uns, lieber noch einmal eine zweite Meinung einzuholen, wenn die erste allzu vielversprechend (oder auch allzu pessimistisch) klingt. Er arbeitet nicht mit Vorurteilen, sondern gegen sie.

Spätestens jetzt erkennen wir: GM ist ein Schutzschild, wie er stärker nicht sein könnte. Wir sollten ihn hegen, pflegen und regelmäßig polieren, damit er uns vor sämtlichen vermeidbaren

Dummheiten bewahrt (und bei der Schadensbegrenzung in jenen Fällen hilft, wo wir sie dann doch nicht vermeiden konnten).

Gesunder Egoismus

Es gibt ungesunden Egoismus: Das ist, wenn du ausschließlich an dich denkst. Und es gibt gesunden Egoismus: Das ist, wenn du zuerst an dich denkst. Das bedeutet nicht, dass du andere nicht wahrnimmst, nicht erkennst, wenn ihre Bedürfnisse die deinen an Dringlichkeit und Wichtigkeit übertrumpfen oder du dich selbst für wichtiger als alle anderen hältst. Gesunder Egoismus bedeutet, dass du das dir zustehende Recht in Anspruch nimmst, dir in DEINEM LEBEN die höchste Priorität einzuräumen.

An dieser Stelle möchte ich noch einmal betonen, dass das absolut in Ordnung und sogar notwendig ist, solange es nicht auf Kosten der anderen geht. Das wäre nämlich ungesunder Egoismus in Reinkultur: Wenn du dafür sorgst, dass du weniger arbeiten musst, und in Kauf nimmst, dass deine Umwelt in direkter Folge mehr arbeiten muss. Wenn du dir Zeit freischaufelst, um deine Interessen zu verfolgen – und deine Partnerin oder Partner deshalb weniger Zeit für ihre oder seine hat, weil sie oder er sich um Kinder und Haushalt kümmern müssen. Es besteht ein gravierender Unterschied zwischen gesundem Egoismus und Einzelkämpfertum: Im ersten Fall siehst du die Menschen um dich, setzt dich mit ihnen auseinander und hilfst ihnen auch – behältst dir jedoch vor, dich selbst an die erste Stelle in deinem Leben zu setzen. Damit tust du niemandem Unrecht. Im zweiten Fall siehst du alle anderen als Konkurrenz oder gar Feind*innen an und nimmst deine Interessen wahr, ohne Rücksicht darauf, ob du ihnen damit schadest.

Also achte darauf, das Gleichgewicht zu wahren und das, was du dir zugestehst, auch anderen einzuräumen. Deine Taten dürfen andere in ihrer eigenen Kompetenz, für sich zu sorgen, nicht beschneiden. Und wenn Mitmenschen diese Kompetenz nicht haben und auf deine Hilfe angewiesen sind, wäre es dennoch sinnvoll, wenn du zuerst mit deinen Dingen im Reinen bist, bevor du dich ihrer Dinge annimmst. Denk an die Sauerstoffmasken im Flugzeug: Wenn du zuerst allen anderen die Masken anlegst, kannst du nur einer begrenzten Menge an Menschen helfen, bevor du blau im Gesicht wirst. Wenn du zuerst deine anlegst, kannst du viel mehr helfen – nur eben ein klein wenig später. Und wer sich bei der Unterstützung anderer aufarbeitet und irgendwann deshalb in den Seilen hängt, kann gar niemandem mehr helfen.

Meiner Erfahrung nach sind die Menschen, die dir Egoismus vorwerfen, oft jene, die erwarten, dass du dich statt um dich selbst lieber um sie kümmern und statt deine lieber ihre Interessen vertreten solltest. Wenn also jemand die Egoismuskarte spielt, dann schau immer genau hin, ob und wie du damit manipuliert werden sollst. (Oder ob vielleicht doch ein Körnchen Wahrheit darin steckt.) In der Regel stehen zwei Gründe dahinter: Entweder der egoistische Anspruch der anderen, dich vor ihren Karren zu spannen. Oder aber die Erfahrung der anderen, ausgenutzt zu werden, weil sie nicht wissen, wie sie sich dagegen wehren können oder nicht glauben, dass es ihr Recht ist, sich dagegen zu wehren. Wenn jemand anderes, so wie du, für die eigenen Interessen einsteht, können sie damit nicht umgehen, weil sie fürchten, es könne, wie schon so oft zuvor, zu ihren Lasten gehen. Beweise ihnen, dass sie damit Unrecht haben.

Wenn du niemandem deine Arbeit oder Verantwortung aufbürdest und in allen Beziehungen auf das Gleichgewicht achtest, braucht dich der Vorwurf des Egoismus nicht zu belasten. Du bist für dein eigenes Verhalten verantwortlich, aber sicher nicht für die Erwartungshaltungen anderer. Wenn dir jemand vorhält: »Ich mach ja immer alles für dich, aber du nie etwas für mich«, dann kannst du guten Gewissens entgegenhalten, dass dies die freie Wahl deines Gegenübers war. (Es sei denn, natürlich, du hast darum gebeten.) Es kann auch dann Ungleichgewicht in einer Beziehung entstehen, wenn die eine Seite der anderen zu viel Unterstützung angedeihen lässt. Zwar (meist) gutgemeint, kann das die Empfänger*innen der »Wohltaten« jedoch in eine Verpflichtung bringen, die sie nicht eingegangen wären, wenn du ihnen die Entscheidung überlassen hättest.

Gesunder Egoismus hilft dir, dich auf dich selbst zu besinnen, deine Bedürfnisse und Kapazitäten wahrzunehmen und so gut für dich zu sorgen, wie es dir möglich ist. Er fordert dich auf, nicht nachzugeben und JA zu sagen, wenn du in Wirklichkeit NEIN sagen möchtest. Er wehrt Übergriffe ab und verschafft dir so die Zeit, die du für dich selbst brauchst.

Gesunde Wurschtigkeit

Mir doch egal, ob dir dieses Buch gefällt – oder ob du es nur liest, weil du gerade im Wartezimmer zur Vorhölle festsitzt[69] und nichts anderes zur Hand hast. Das liegt allerdings nicht

69 Die meisten Züge der Deutschen Bahn AG.

daran, dass ich dich und deine Meinung nicht wertschätzen würde. Wie denn auch, ich kenne dich ja gar nicht! Aber es muss mir einfach gleichgültig sein, und zwar aus verschiedenen Gründen: Erstens eben, weil ich dich nicht kenne. Zweitens, weil ich an deinem Gefallen oder Nichtgefallen ohnehin nichts ändern kann. Und drittens, weil es niemandem guttut, sich von der Meinung anderer abhängig zu machen.

Und jetzt ein Geständnis: Es ist mir in Wirklichkeit nicht egal. Ich bin nicht von den Meinungen anderer Menschen abhängig, aber sie treffen mich doch. Diese unabhängige, lässige Mentalhaltung ist ein Ideal, das ich anstrebe, und obwohl ich bereits viel besser geworden bin, lassen mich etliche Dinge noch immer nicht unberührt. Dann erinnere ich mich daran, dass ich dieses Buch so gut geschrieben habe, wie es mir möglich war. Und mehr, als das Beste zu geben, kann ein Mensch nicht tun – oder eben das, was ihm zu dieser Zeit, unter diesen Umständen möglich war. In meinen Zeiten als Reiseleiterin habe ich gelernt, dass meine Meinung die ausschlaggebende ist, wenn es darum geht zu beurteilen, wie gut ich meine Arbeit getan habe. Es gab Kritik auf Reisen, wo ich mich verbogen habe wie ein Schifferknoten, um es allen recht zu machen. Es gab Lob auf Reisen, wo ich relativ lustlos oder überarbeitet ein 08/15-Programm gefahren bin. Die Gründe, weshalb mich jemand als schlechter oder besser bewertete, als ich »objektiv« gesehen gewesen wäre, waren der Sympathie oder Antipathie geschuldet, der Güte des Essens, des Schlafes, des Wetters oder der individuellen Verdauung, den sehr spezifischen Erwartungshaltungen … das hatte selten einmal konkret mit mir zu tun. Ich selbst konnte dagegen einschätzen, wie gut oder wie schlecht ich war, wenn ich aufrichtig Selbstreflexion betrieben habe. Niemand sonst konnte das. Solange du keine Gesetze brichst oder Menschen verletzt, bist du Rechenschaft für deine Taten nur dir selbst gegenüber schuldig (und je nach deinem Glauben später noch der höchsten Karma-Instanz).

Was kann dir noch gleichgültig sein? All jene Dinge, die – oder deren Auswirkungen – du nicht ändern kannst. Politik kann uns nicht gleichgültig sein, denn sie wird von uns allen gemacht und geduldet. Naturkatastrophen können uns nicht gleichgültig sein, denn eventuell können wir helfen, die Not der Betroffenen zu lindern. Servicequalität und Arbeitsverhältnisse der Mitarbeiter*innen sowohl von Deutscher Post als auch diverser anderer Lieferdienste können wir nur ändern, indem wir sie nicht mehr nutzen. Etwas zu nutzen, das heißt, im Bestand zu erhalten, und sich gleichzeitig darüber zu ärgern, ist der Gipfel an Sinnlosigkeit. Stell dir vor, du gehst jeden Morgen zur selben Bäckerei und kaufst dort ein Stück Gebäck, das jeden Morgen angebrannt oder ausgetrocknet ist. Du ärgerst dich jeden Morgen darüber – und gehst jeden Morgen wieder dorthin. Wenn du das eine – die Nutzung – nicht unterlassen kannst, dann wenigstens das andere: den Ärger darüber.

Gleichgültig kann dir auch sein, was andere Leute über dich denken. Du kannst es nicht ändern, auch wenn du mit Schmeichelei, Vetternwirtschaft, Manipulation, Bestechung oder Drohung arbeiten würdest! Es ist schmerzhaft, wenn deine Umwelt ein falsches Bild von dir bekommt, weil jemand Lügen über dich verbreitet. Das Einzige, was du hier tun kannst, ist, die Situation richtigzustellen. Wie die Leute darauf reagieren werden, liegt aber nicht in deiner Hand.

Ebenfalls wurscht sollte dir auch sein, was DU selbst von anderen hältst, ohne sie wirklich zu kennen. Ein schlechter erster Eindruck kann ein Missverständnis sein. Es hat dich auch nicht zu interessieren, wie viel andere besitzen oder verdienen, wie sie ihre Kinder erziehen und was sie essen, wohin sie in Urlaub fahren und woran sie glauben. Natürlich bringst du dich ein, wenn du mitbekommst, dass sie ihre Kinder schlagen, andere Leute mobben oder Altöl in den Garten kippen. Aber lass die Leute sein, wie sie sind – denn du kannst sie nicht ändern. Beeinflussen, inspirieren, unterstützen, beraten vielleicht … aber nicht ändern.

Mit gesunder Wurschtigkeit lebt es sich einfach viel entspannter. Du kannst es nicht allen recht machen, du brauchst es gar nicht erst zu versuchen. Und das Schönste dabei: Es ist gar nicht deine Aufgabe. Wurschtigkeit ist eine der effektivsten Superkräfte, wenn nicht gar die effektivste von allen. Sie demonstriert eindrucksvoll, wie viel sich wie schnell und wie entscheidend verändern kann, wenn du einen inneren Schalter bei dir umlegst. Dein Selbstwert bleibt von Lob oder Kritik von außen unberührt. Erst wenn du den Lob oder die Kritik glaubst und auf diese Weise verinnerlichst, änderst du etwas an der Wahrnehmung deines Selbstwertes. Wohlgemerkt: nur an der Wahrnehmung, nicht am Selbstwert selbst.

Es ist schön, Anerkennung zu bekommen, beliebt zu sein und Erfolg zu haben. Aber nicht deshalb solltest du das, was du machst, so gut wie nur möglich machen. Sondern weil du es dir wert bist.

Wut

Erinnerst du dich an das letzte Mal, als du richtig wütend geworden bist? Wie hast du dich dabei gefühlt? Es kann sein, dass sich deine Wut großartig angefühlt, niemanden verletzt und dir geholfen hat, Dampf abzulassen oder etwas in Gang zu setzen – wunderbar, Glückwunsch!

Es könnte aber auch sein, dass du das Gefühl hattest, dich in den unglaublichen Hulk zu verwandeln, der vor lauter blinder Wut Dinge zerstört, die nicht wieder zu reparieren sind. Es könnte sein, dass dir etwas passiert ist, worüber du dich wirklich hättest ärgern können, du diesen Ärger aber heruntergeschluckt hast – weil er ja eh nichts bringt und du Stress weder verursachen noch erfahren möchtest. Und es könnte sein, dass du deine Wut auf irgendeine andere Weise abgelassen und dich hinterher dafür geschämt hast. Das sind alles verschiedene Wege, mit ihr umzugehen – und in unserem Fall weit weniger nützlich, als wenn du Wut als die machtvolle Kraftquelle siehst und nutzt, die sie wirklich ist.

Wir haben ein Recht auf unsere Wut: Als starke, glasklare und pure Energie, die nichts Schlechtes ist oder hat, solange du sie nicht gegen einen anderen Menschen richtest – auch und vor allem nicht gegen dich selbst! Wut als Superkraft ist eine natürliche Reaktion darauf, wenn du Ungerechtigkeit oder Demütigungen erlebst, jemand deine Grenzen überschreitet oder dich kleinhalten will. Wut sagt dann knallhart und unüberhörbar: »Halt! So nicht!« Dann können wir diese Energie nutzen, um die anderen in ihre Grenzen zu verweisen, durch einen lauten Brüller auf unsere Interessen aufmerksam zu machen oder durch eine unmissverständliche Ansage die Situation aufzumischen.

Aber tun wir das? Oder sagen wir lieber zu ihr: »Ach, ich esse jetzt einen Schokoriegel oder zwei und trinke ein Gläschen, dann wird das schon wieder.« Oder sagen wir: »Jetzt nur nicht das Gesicht verlieren, ich wäre einer Auseinandersetzung nicht gewachsen.« Oder auch: »Ist doch nicht so schlimm. Außerdem finde ich Buddhismus große Klasse, Gewaltfreiheit und heitere Gelassenheit und das ganze Zeug.«

Wenn du dich wirklich nicht ärgerst, sondern gelassen bleiben kannst, weil du mit einer unerfreulichen Sache nicht in Resonanz gehst, bist du auf der Sonnenseite. Wenn es denn wirklich so ist. Oft verwechseln wir wahre Gelassenheit mit unterdrückter Wut. In der Hinsicht hat uns unsere (mehr oder weniger) gutgemeinte Erziehung verdorben: Wir verleugnen unsere Wut oder halten sie mit Gewalt zurück. Wir glauben, als Wütende wären wir die schlechteren Menschen: Das macht man nicht, und frau schon gleich gar nicht. Wir wollen als freundlich und verständnisvoll wahrgenommen werden, nicht als geifernde Hyänen, denen bei blutunterlaufenen Augen Rauch aus den Ohren steigt. Vielleicht fürchten wir die Wut, weil wir sie als etwas Animalisches sehen, oder wir sind selbst schon Opfer ihrer destruktiven Variante geworden und wollen diese Erfahrung anderen ersparen.

Vielleicht magst du einmal versuchen, deiner Wut wie einer guten Freundin zu begegnen, die zwar sehr direkt auftritt, aber immer nur dein Wohlergehen im Blick hat? Nimm sie einfach wahr, ohne den Zwang, gleich aus ihr heraus zu agieren.

Ist hier nur dein Ego verletzt oder tatsächlich eine Grenze überschritten worden?[70] Liegt deine Wut in der aktuellen

---

70 Wenn es sich um die Serviceleistungen von Deutscher Post und Deutscher Bahn und der Raubritterei der GEZ handelt, dann mit großer Wahrscheinlichkeit Letzteres.

Situation begründet – oder hat diese nur das Knöpfchen gedrückt, um einen alten, längst verdrängten Schmerz in dir zu aktivieren? Bist du auf die Umstände, jemand anderen oder dich selbst wütend? Spürst du die Sehnsucht nach einer gütlichen Lösung der Sache oder ist dir alles egal? Möchtest du am liebsten im Boden versinken oder die Möbel zertrümmern?

Hast du das Gefühl, dass in diesem Moment jemand für deine Interessen eintreten und sich für dich stark machen sollte? Dann mach dir im zweiten Schritt klar, dass du selbst der- oder diejenige bist. Auch auf welche Weise du mit deiner Wut dafür sorgst, dass du gehört wirst und sich Dinge ändern, ist so individuell wie du. Wut muss nicht laut herausgeplärrt werden, um zu wirken. Du könntest einfach damit beginnen, dir und anderen gegenüber zuzugeben: »Ich bin jetzt wirklich wütend.« Damit hast du sie und ihre Ursachen schon einmal in die Diskussion eingebracht.

Hab also Mut zur Wut und lerne ihre Möglichkeiten besser kennen.

Kreativität

Das innere Kind. Vielbeschworen von den Räucherstäbchenwedler*innen und positiv Denkenden. Entdecke es, tönt es da aus alle Winkeln, heile es, nimm es an, nähre es, spiel mit ihm! Ich darf aus eigener Erfahrung ergänzen: Lass es nicht ans Telefon, geh nicht mit ihm einkaufen oder essen und leih ihm bloß nicht deine Kreditkarte!

Dieses Balg kreischt mir ins Ohr, weil ich drinnen arbeite, während draußen die Sonne lockt. Es quengelt mir vor, dass »später« ein absolut akzeptabler Zeitpunkt für die Arbeit sei und eh nichts wichtiger als seine Launen. Es läuft zu Höchstformen auf, wenn ich im Supermarkt an einer Kasse ohne Süßkram anstehe. Das Balg reagiert nur auf Lust und Angst, will sofort haben (Schokolade, Aufmerksamkeit, Unterhaltung) oder sich verstecken (vor allem und der Welt). Meine äußere Erwachsene sucht frustriert nach pädagogisch wertvollen Methoden zur Konsensfindung. In solchen Momenten haben beide nicht viel Spaß, und ich halte das liebe Kleine für ein rücksichtsloses Monster, dieses mich wiederum für eine fiese, langweilige Despotin. Kooperation oder auch nur friedliche Koexistenz scheint in diesen Momenten völlig ausgeschlossen.

Aber jetzt nur nicht aufgeben! Die Auseinandersetzung lohnt sich auf jeden Fall, denn das innere Kind bringt Lebensfreude und Kreativität – und Kreativität ist eine Superpower vom Feinsten!

Wenn du kreativ bist, verlieren sehr viele Dinge ihren Schrecken. Es braucht dich nicht zu kümmern, ob du in einer Zwickmühle sitzt, weil du Wege finden wirst, da wieder rauszukommen. Ebenso findest du Möglichkeiten, deinen Bedürfnissen auch unter erschwerten Bedingungen gerecht zu werden. Wenn Plan A nicht funktioniert, kannst du locker einen Plan B oder sogar Plan C aus dem Ärmel schütteln. Ein Hindernis ist für deine Kreativität eine spannende Herausforderung und Improvisation die pure Lust!

Wenn du kreativ bist, nimmst du mehr wahr. Wenn du dir Dinge ausdenken kannst, glaubst du auch eher daran, dass du dir vielleicht die ganze »Realität«, die dich umgibt, ausgedacht hast – und dass es viele andere Möglichkeiten gibt, die auszutesten sich lohnen würde. Wenn du deinem Gehirn öfters mal einen kreativen Freigang gönnst, bedankt es sich mit fantastischen Ideen und hat weniger Zeit, Dinge wie »Karriere«, »Vernunft« und »Sicherheit« überzubewerten.

Dein inneres Kind kann dir dabei helfen, deine Kreativität zu aktivieren. Es kann dir zeigen, wie viel Spaß es macht, ohne Plan oder Regeln oder Absicht mit dem zu spielen, was vorhanden ist. Es kann dir Spiele beibringen, die deinen Geist auf Reisen schicken können. Es kann dich daran erinnern, dass es nicht nur den schnurgeraden Weg von A nach B gibt, sondern so viele andere Möglichkeiten, dieselbe Strecke zurückzulegen. Und dass es überhaupt keinen Spaß macht, immer denselben Weg von zu Hause zur Arbeit und retour zu nehmen.

Es lohnt sich, mit dem inneren Kind Kontakt aufzunehmen. Du sorgst für dich, indem du für das Kleine sorgst, das da unbeobachtet und allein in deinem Erwachsenenleben, deinem Erwachsenenkörper steckt und braucht, was alle Kinder brauchen: Liebe. (Und dazu Schokolade, Aufmerksamkeit und Unterhaltung.) Zu diesem Thema werden aktuell viele Bücher und auch Workshops angeboten. Aber es gibt einen sehr einfachen Weg, einfach einmal vorzufühlen, was da ist.

Mit höchster Wahrscheinlichkeit warst du selbst einmal ein Kind. Erinnere dich daran, mit allen Emotionen, die dabei hochkommen. Egal, wie deine Kindheit aussah, du hast damals über ganz erstaunlich viel Energie und unterschiedliche Fähigkeiten verfügt. Du warst eine perfekte kleine Persönlichkeit, die sich selbst im Lauf der Zeit nicht mehr als perfekt, sondern als mangelhaft empfunden hat. Aber sie ist noch da, samt ihrer Energie und ihren Fähigkeiten. Auch wenn sie irgendwann verschüttgegangen sind, kannst du sie jetzt wieder freilegen.

Erlaube dir, auch einmal einem launigen Impuls zu folgen, und hab keine Angst davor, dich zum Affen zu machen. Sei nachsichtig und verständnisvoll, dabei klar und verlässlich zu deinem kleinen Ich. Es darf auch ausnahmsweise mal ein Eis essen, obwohl es das Gemüse vorher nicht gegessen hat. Es darf unbekümmert Fehler machen, denn Angst vor Fehlern lähmt Neugier, Experimentierfreudigkeit und Unbefangenheit. Vielleicht hilft dir dabei dieser schöne Satz von Tom Robbins: »Es ist nie zu spät, um eine glückliche Kindheit zu haben.«[71]

---

71 »It's never too late to have a happy childhood.« Tom Robbins: *Still Life with Woodpecker*, Bantam Books (Deutsch: *Buntspecht: So was wie eine Liebesgeschichte*).

WIE KOMMUNIZIERST DU EFFEKTIV?

Geh mir bloß weg mit dem Turmbau zu Babel! Das soll sprachliches Chaos gewesen sein? Da können wir heute nur müde lächeln, denn auch wenn wir alle dieselbe Sprache sprechen (eine besorgniserregende Mischung aus SMS-Abkürzungen, dem Slang synchronisierter Fernsehserien[72] und Zeitungsschlagzeilen), sorgen wir mit unseren Worten für noch mehr Durcheinander als zu biblischen Zeiten. Das Gesagte ist nicht immer das Gemeinte; es gibt Text, Metatext, Subtext und Suboptimaltext; es gibt Nuancen, Assoziationen und Konnotationen; sozialen, geschlechtlichen, regionalen, politischen oder kulturellen Kontext; eine ganze Menge Leute, die den Unterschied zwischen »anscheinend« und »scheinbar«, »zweiwöchig« und »zweiwöchentlich« nicht kennen und zu guter Letzt noch »Rettet dem Dativ« auf der einen und Gendersternchen (ja, auch ich benutze sie) auf der anderen Seite … Babel kann einpacken.

Was die einen als höfliche Formulierung sehen, ist für die anderen das linguistische Äquivalent dazu, einen Pudding an

72 »Das macht Sinn« oder »Da ist ein Problem« aus dem »Synchron-Deutschen« sind keine korrekten deutschen Formulierungen.

die Wand zu nageln; was für manche eine unmissverständliche Ansage darstellt, ist für etliche eine massive Derbheit. Im zwischenmenschlichen Kontext kommt noch immer dazu, dass wir Worte[73] »nicht so gemeint haben«, wie sie ankommen, oder im umgekehrten Fall viel persönlicher nehmen, als sie beabsichtigt waren.

Wir implizieren meist sehr viel, wenn wir reden. Auf jeden Fall wohl, dass die, die uns zuhören, unsere Sprache sprechen, wortwörtlich wie auch im übertragenen Sinn. Wenn das nicht der Fall ist, bekommen wir schnell eine Rückmeldung. Aber wir lassen zudem auch wesentlich mehr Ungesagtes mitschwingen, als uns bewusst ist. Wir transportieren Botschaften »zwischen den Zeilen«, wo sie nichts verloren haben, weil sie einfach viel zu leicht dort verloren gehen können. Wenn wir eine Handlungsanweisung wie eine Bitte formulieren, kann es bei anderen als eine unverbindliche Empfehlung ankommen. Ein Klassiker dazu: »Schatz, möchtest du mal eben deine Sachen wegräumen?« Wenn wir einen Sachverhalt vollkommen neutral benennen, können andere darin einen Vorwurf oder eine Aufforderung sehen, ganz nach individueller Wahl und zwischenmenschlicher Vorgeschichte. Wenn eine Besucherin beim Betreten deiner Wohnung bemerkt: »Ist das heiß hier!«, könntest du beispielsweise entgegnen: »Warum kommst du überhaupt hierher, wenn du an allem etwas auszusetzen hast?« Du könntest eine scherzhafte Bemerkung zur (vermuteten) Menopause der Dame machen. Oder wortlos zur Heizung ge-

73 Auszug aus meiner persönlichen *Enzyklopädie Unerbetener Besserwisserei*: »Wörter« ist die Pluralform von »Wort«; »Worte« bezeichnet mehrere Wörter, die zusammen eine Sinneinheit bilden. Große Worte kleiner Leute beispielsweise.

hen, um sie runterzustellen. Du könntest aber auch einfach nur sagen: »Ja, stimmt.«

Diese Beispiele deuten bereits die Fülle an Komplikationen und Möglichkeiten für Missverständnisse an, die unser alltäglicher Sprachgebrauch mit sich bringt. Wenn du für dich sorgen willst, ist es allerdings ziemlich wichtig, das, was du willst, brauchst oder zu geben bereit bist, auch auf eindeutige Weise zu kommunizieren.

Klartext macht vieles … klarer

An umständlich verquastete Formulierungen, die nicht auf den Punkt kommen und vielfältig zu interpretieren sind, ist deine Atemluft ebenso verschwendet wie an allzu subtile Andeutungen. Sage, was Sache ist! Wenn du klar kommunizierst, gibst du den anderen die Möglichkeit, ebenso klar zu verstehen, was du meinst.

Regeln des Klartexts

- *Lass andere nicht raten, was dein Anliegen ist.*
  Sehr oft ist zu beobachten, dass manche Leute davon auszugehen scheinen, dass andere ihre Gedanken lesen können – jene geheimen, die sie hinter völlig obskuren Worten verbergen. Hier ein guter Rat: Sie können es nicht. Etwas nicht zu kommunizieren, weil der oder die andere es »sich ja denken« kann, ist Schwachsinn.

- *Sprich nicht »durch die Blume« oder »zwischen den Zeilen«.*
  Erzähle nicht von einer Kollegin, die von ihrem Mann regelmäßig Blumen mitgebracht bekommt, um deinen Gatten auf die Idee zu bringen, es auch einmal zu tun.[74] Sage deiner Freundin nicht, dass du gehört hast, dass es dieses Jahr im Mittelmeer Probleme mit Quallen gibt, wenn du in Wirklichkeit einfach in die Berge fahren willst.

- *Sag »ich« und nicht »man«, wenn du dich selbst meinst.*
  Wenn du »man« gebrauchst, obwohl es um dich, deine Gefühle und deine Meinung geht, distanzierst du dich von deiner Aussage und nimmst ihr an Kraft. Fällt dir der (sehr subtile) Unterschied zwischen diesen beiden Aussagen auf? »Es wäre schön, wenn man öfters mal ein wenig freie Zeit hätte.« Und: »Ich nehme mir ab sofort jeden Dienstagabend zur freien Verfügung.«

- *Allzu große Höflichkeit verhindert Verständnis.*
  Vor allem die Wohlerzogenen unter uns werden aufstöhnen – aber haben es garantiert bereits selbst erfahren. Sie sagen: »Das könnte man unter Umständen aber vielleicht auch anders betrachten« und meinen damit: »Ich bin völlig anderer Meinung als du.« Damit verstoßen sie regelmäßig gegen die ersten drei Regeln des Klartexts.

- *Tritt nicht verbal übergriffig auf.*
  Es gibt einen Unterschied zwischen »klar« und »fordernd«. Wenn du allzu fordernd auftrittst, klingt alles, was du sagst,

---

74 Auch eine Option: Besorg dir die Blumen selbst!

wie ein Vorwurf oder ein Übergriff. Ziel von Kommunikation ist Austausch, der durch ebendieses Auftreten im Keim erstickt wird. Also tritt nur dann übergriffig auf, wenn dir am weiteren Dialog mit deinem Gegenüber nichts liegt.

- *Der beste Zeitpunkt ist eher, als du denkst.*
  Wenn du mit Dingen, die dich nerven, ärgern oder belasten, nicht sofort herausrückst, stauen sie sich in dir an, bis sie irgendwann – üblicherweise zum ungünstigsten Zeitpunkt – aus dir herausplatzen. Dann ist es dir nicht mehr möglich, freundlich oder wenigstens sachlich das Thema anzusprechen. Lass es nicht so weit kommen, sondern sag lieber zu früh als zu spät, was zu sagen ist, und zwar in einem Ton, der eine gemeinsame Lösung möglich macht und nicht verhindert.

Leider werden sich Missverständnisse dennoch nicht völlig vermeiden lassen, was auch daran liegt, dass andere, die keinen Klartext sprechen, nicht davon ausgehen, dass du es tust, und damit vielleicht nicht umgehen können. Doch auch hier kann Kommunikation helfen: Nachfragen, wie etwas gemeint ist oder wie es verstanden wurde.

Die Probleme mit dem Image

Das, was wir als unser »Image« verstehen, beeinflusst, wie wir sprachlich auftreten. Wer als avantgardistisch gesehen werden will, wird allzu große Leutseligkeit und allzu normale Wörter vermeiden, wer eine gute Kinderstube (oder blutleere Langeweile) vermitteln will, wird auf Flüche verzichten. Wenn wir nicht als Nörgler*innen dastehen wollen, kritisieren wir nicht da, wo es angebracht wäre, und wenn wir als anspruchsvoll gelten wollen, kritisieren wir ständig.

Dieses Bild von uns ist meistens ziemlich stark, haben wir doch viel Zeit und Mühe investiert, um es aufzubauen – ob uns das nun bewusst ist oder nicht. Es ist nun einmal so, dass wir meist weniger authentisch auftreten, als wir glauben. Sobald wir dem Kleinkindalter entwachsen sind, in dem selbst die derbsten Sprüche noch niedlich wirkten, und anfangen, unsere Wirkung auf andere zu reflektieren, zensieren wir uns. Das hat solide soziale Gründe und erleichtert sicherlich in vielen Fällen den Umgang miteinander. Aber wenn diese Zensur verhindert, dass wir für uns selbst sorgen können, indem wir unsere Bedürfnisse kommunizieren und Interessen verbal vertreten, wäre es vielleicht an der Zeit, ihre Zweckmäßigkeit zu überdenken.

Ist dir dein Image als höfliche Person wert, dass du über den Tisch gezogen wirst, ohne dich mit deutlichen Worten dagegen zu wehren? Ist der Preis, den du für deine mysteriöse und geheimnisvolle Persona bezahlst derart, dass du so wenig verstanden wirst wie eine Gebrauchsanweisung für technisches Gerät aus Fernost? Lohnt es sich, in die Aura der Halberleuchteten und immer Verständnisvollen gehüllt zu bleiben, wenn das verhindert, dass du deine Bedürfnisse klar ausdrückst?

Viele Leute erklären, dass sie mit ihren Worten niemanden verletzen, brüskieren oder bloßstellen wollen und deshalb weniger deutlich auftreten, als möglich oder vielleicht auch angebracht wäre. Das ist natürlich legitim. Ich bin aber überzeugt davon, dass es einen Weg gibt, Dinge klar zu kommunizieren, ohne andere damit zu verletzen. (Zumindest nicht ihre Gefühle – womöglich aber ihre Erwartungshaltungen.) Wenn du

Leute nicht bloßstellen willst, dann rede mit ihnen unter vier Augen. Du kannst durchaus vermitteln, dass es um die Sache geht und sich nicht gegen sie persönlich richtet – und zwar mit ebendiesen Worten. (Dies funktioniert natürlich nur, wenn es tatsächlich um die Sache geht und nicht um die Person.)

Andere zu brüskieren, wirst du aber wohl nicht immer vermeiden können. Menschen, die von dir immer ein automatisches JA bekommen, sind unter Umständen tatsächlich brüskiert, wenn du es ihnen auf einmal verweigerst. Vielleicht kannst du ihnen vermitteln, was du hier tust: Dass du für dich selbst sorgst und dass das nicht immer mit dem vereinbar ist, was sie sich von dir wünschen. Dass dies nichts mit Zuneigung oder Ablehnung zu tun hat, sondern nur mit dir selbst.

Was ist dir wichtiger? Ein Image zu bedienen, das du schon lange nicht mehr hinterfragt hast (und das wahrscheinlich eh nicht so originell, spannend oder hinreißend ist, wie du gerne hättest) – oder sagen, was Sache ist, wenn es angebracht wäre?

Das Zauberwort

Als kleines Schmankerl[75] hier eine Anekdote, die mir eine Dame aus ihren Zeiten als Flugbegleiterin (damals noch »Stewardess« genannt) erzählt hat. Sie fragte einen Fluggast in der Businessclass:

»Möchten Sie Kaffee oder Tee?«

Er: »Ja!«

Sie: »Ja, was?«

Er, betreten: »Ja, bitte!«

75 Das bayerische Wort für ein Bonbon, ein Gutsel, ein kleines schmackhaftes Extra.

Das Zauberwort, wie du dir vielleicht denken kannst, ist nicht »Bitte«. Und auch nicht »Danke«. Und erst recht nicht »Entschuldigung« (das ohnehin viel zu inflationär und in viel zu vielen verschiedenen Bedeutungen gebraucht wird).

Das Zauberwort lautet NEIN.

Jetzt nicht gleich in Panik verfallen, weil du nicht NEIN sagen kannst, auch wenn du es genau so meinst. Das geht recht vielen so und hat sowohl mit der Erziehung, der zwischenmenschlichen Dynamik und auch deinem Image als hilfsbereiter und starker Mensch zu tun. Und wie du vielleicht schon selbst erfahren hast, gibt es Leute, die das hemmungslos für ihre Zwecke ausnutzen.

Ich korrigiere: vielleicht nicht hemmungslos, sondern gedankenlos. Es könnte tatsächlich der Fall sein, dass diejenigen, die dich um etwas bitten, nicht in deinen Kopf hineinschauen und dort entdecken können, dass du etwas gar nicht willst, obwohl du verbal das Gegenteil ausdrückst. Es könnte tatsächlich sein, dass sie glauben, es macht dir nichts aus, auf etwas zu verzichten, etwas zu übernehmen oder etwas für sie oder mit ihnen zu tun, weil du ihnen mit einem JA zu verstehen gibst, dass es dir nichts ausmacht. Seltsam – aber so verstehen die meisten Leute das Wort JA. Du brauchst ihnen also nicht gleich die dunkelsten Absichten zu unterstellen. Vielleicht haben sie nicht bewusst, sondern nur unbewusst registriert, dass das Wörtchen NEIN dein schwacher Punkt ist, so etwas wie ein mentaler Aussprachefehler.

Und sie können sich auch immer darauf berufen, dass sie dich nicht gezwungen haben, JA zu sagen. Sie haben dich vielleicht überredet, zugetextet, manipuliert, bestochen, an deine Hilfsbereitschaft appelliert, deiner Kompetenz geschmeichelt, dir Honig ums Maul geschmiert, Versprechungen gemacht, unangenehme Konsequenzen angedeutet ... aber sie haben dich nicht gezwungen.

Es ist eine harte Übung, auf einmal NEIN zu sagen, wo du sonst zähneknirschend JA gesagt hättest. Aber dafür ist es eine Übung, die sofortige und ganz erstaunliche Wirkung zeigt. Auch wenn die anderen, die dein JA gewinnen wollen, es am Anfang nicht gleich kapieren und dir zusetzen sollten, wirst du dich mit jedem NEIN, das du sagst, weil es für dich besser ist, stärker und freier fühlen.

Wenn dir das schwerfällt, dann versuche immer, Zeit zu gewinnen! Sage, dass du dir den Vorschlag, die Bitte oder das völlig unangemessene Ansinnen überlegen wirst, und arbeite dann allein für dich an deiner NEIN-Strategie. Wer dir diese Zeit nicht lassen und dich zu einem JA drängeln will, meint es nicht gut mit dir. Wer dir die Zeit lässt, hat eine aufrichtige Überlegung verdient.

Es geht hier nicht darum, dass du ab sofort immer und überall NEIN sagst, ungeachtet der Verluste. Aber du solltest dir bewusst sein, dass ein entschiedenes NEIN eine ebenso reale Option für dich darstellt wie ein aufrichtiges JA. Und dass es, wieder einmal, allein deine Entscheidung ist, welches Wort du wählst.

WO KÖNNTE ES KONFLIKTE GEBEN?

Glückwunsch, du hast jetzt schon ganz schön lange durchgehalten! Vielleicht hast du dich ja auf dem Weg zu diesem Kapitel bereits dazu entschieden, mehr für dich selbst zu sorgen. Warum, weißt nur du. Vielleicht, weil es sonst niemand tut, weil du nicht darauf warten willst, bis es jemand tut oder weil nur du weißt, was du willst und brauchst? Vielleicht willst du ja mehr Verantwortung übernehmen und damit einen größeren Handlungsrahmen für dich schaffen? Vielleicht auch einfach, weil du es dir wert bist?

Möglicherweise hast du ja bereits ein wenig von dem umgesetzt, mit dem du für dich selbst sorgen willst … hast schon einmal NEIN gesagt, wo du sonst immer JA gesagt hast, hast dir Zeit nur für dich und das, was dir Freude macht, genommen, hast deinen Hang zur Selbstoptimierung hinterfragt und trainierst ein, zwei deiner Superkräfte. Möglicherweise bist du auch noch im Stadium der mentalen Vorbereitung, liest das einfach erstmal alles in Ruhe durch und wirst dann schon sehen, was – und ob überhaupt – du damit anfängst.

Es wäre schön, wenn dich das bisher Gelesene dazu anregt, dein Verhältnis zu dem, was du dir wert bist und wie du für dich sorgst, einmal genauer anzusehen. Doch auch dafür gibt es einen Preis zu zahlen, deshalb gleich vorneweg ein weises Wort des Dichters Christian Morgenstern: »Wer sich selbst treu bleiben will, kann nicht immer anderen treu bleiben.« Es ist schlicht unmöglich, dass du dir selbst, deinen Bedürfnissen und Zielen höchste Priorität einräumst und dafür Anerkennung von allen Seiten bekommst. Die Leute, die ebenfalls gelernt haben, sich um ihre eigenen Dinge zu kümmern, werden deinen Ansatz befürworten oder sogar unterstützen. Aber vielen anderen Menschen in deinem Leben wird es nicht gefallen, dass du dich nicht länger vor ihren Karren spannen lässt, weniger Zeit für sie hast und dich ganz allgemein ihren Erwartungen und Bewertungen entziehst. Einigen deiner alten Überzeugungen und Glaubenssätze wird es auch nicht besonders gefallen, dass du sie auf einmal ignorierst oder aktiv gegen sie arbeitest. Sei darauf vorbereitet – und mach dir bewusst, dass du nicht verpflichtet bist, es den anderen recht zu machen. DIR SELBST gegenüber bist du verpflichtet, niemandem sonst! Du selbst wirst dein Leben bis zu seinem Ende leben. Du selbst bist dafür verantwortlich, ob das selbstbestimmt und erfüllt geschieht oder ob du immer das Gefühl haben wirst, zu kurz zu kommen und keine Wertschätzung zu erfahren. Wie du inzwischen weißt, kannst du dir selbst all das geben, was du brauchst: Gefühle der Wahrnehmung, Annahme und Wertschätzung.

Es ist kein Picknick, für dich selbst zu sorgen. Später einmal, wenn du darin geübt bist, wird es dir leichter fallen. Doch auf dem Weg dorthin wird es gerade am Anfang öfters Situationen geben, wo dein neuer Ansatz mit anderen Leuten und alten

Glaubenssätzen, die du noch hegst, über Kreuz liegt. Ist das vertraute Leben in deiner Komfortzone mit deinem Bedürfnis nach Freiheit vereinbar? Was ist der Unterschied zwischen einer Vision, die dich motiviert, und einer Illusion, die dich täuscht? Wie gehst du mit Schuldgefühlen um, wenn du deine Energie zuallererst auf dich statt auf andere fokussierst? Warum solltest du dich von deinen Erwartungshaltungen verabschieden? Wie kannst du Zwang verändern, um so zu vermeiden, in eine Haltung des Widerstands zu gehen? Und nicht zuletzt: Was willst du mit Bescheidenheit, wenn du stattdessen Selbstbewusstsein fördern könntest?

Wenn du darauf vorbereitet bist, wo eventuell Krisenherde aufglimmen könnten, wirst du damit gelassener umgehen können. Vielleicht helfen dir die folgenden Betrachtungen dabei.

Freiheit vs. Komfortzone

Ach, die geliebte Komfortzone! Ich könnte seitenlang über ihre Annehmlichkeiten schreiben, ohne mich dabei zu langweilen – in der Standardversion, dem kostenfreien Upgrade und der ultimativen Premiumausführung. Sie ist das eigene Bett, das einfach perfekt ist, nicht zu weich und nicht zu hart; sie ist die Wohnung, die wir so sorgfältig eingerichtet haben, als wäre es für die Ewigkeit; sie ist die in jeder Hinsicht vertraute Welt mit Nachbarschaft, Freundeskreis und Arbeitsumfeld.

Aber sie ist noch mehr. Sie ist jeder Gedanke, der uns nicht umtreibt, sondern in Sicherheit wiegt, weil er unsere Ansichten bestätigt. Jede Gewohnheit, die uns eine Illusion von Solidität und Kontinuität gibt. Jedes Verhaltensmuster, an das wir uns gewöhnt haben. Jede Eigenwahrnehmung unseres Charakters, den wir für uns im Detail definiert haben – im (meist falschen) Glauben, uns selbst wirklich eingehend zu kennen. Auch wenn uns all diese Gedanken, Gewohnheiten, Muster und Wahrnehmungen nicht die gewünschten Ergebnisse bringen oder sogar Schwierigkeiten bereiten, auch wenn sie mit der Welt, wie sie ist, kollidieren – wir halten daran fest. Unsere Kuschelwuschelwelt ist uns heilig. Jeder Akt, etwas völlig anders zu machen, etwas Neues zu lernen oder etwas Fremdes in unser Leben einzuladen, erscheint als Schritt aus dem Bereich des Bekannten wie ein waghalsiger Sprung in einen tiefen Abgrund. Es gibt Leute, die ihre Komfortzone mit sich tragen wie eine Schnecke ihr Haus. Es gelingt echten Kuschelwelt-Profis sogar, den halben Globus zu bereisen und überall das Gleiche zu essen, zu sagen, zu erfahren und alle eigenen Erwartungen und Vorurteile bestätigt zu finden. Eine Komfortzone ist ein Käfig mit Deko-Elementen.

Freiheit ist ein Schritt aus dieser Komfortzone. Wenn du dich selbstständig machst nach Jahren in einer bequemen Festanstellung, wenn du eine Beziehung beendest, in der du dich nicht mehr findest, oder wenn du eine neue Weltsicht kennenlernst, die all das, was du bisher glaubtest, in Frage stellt, lässt du die Sicherheit, Vertrautheit und Bequemlichkeit hinter dir. Es brauchen keine derart drastischen Schritte sein: Freiheit erfährst du auch dann, wenn du mit einem Menschen, den du bisher in eine Schublade gesteckt hattest, ein echtes Gespräch führst und ihn besser kennenlernst. Oder wenn du einen Umweg in Kauf nimmst, um einen neuen Weg von der Arbeit nach Hause zu entdecken. Oder wenn du eine alte Meinung, die dir bisher gute Dienste geleistet hat, einmal daraufhin überprüfst, ob sie noch zu deinem aktuellen Leben passt.

Das Verlassen der Komfortzone hat einen Preis: Du zahlst mit Unsicherheit, vielleicht Einsamkeit, musst viele neue Entscheidungen treffen, die dir das alte Leben nicht abverlangt hat, und weißt nicht, wohin dich der neue Weg führen wird. Doch du nimmst das Risiko in Kauf, weil es viel zu gewinnen gibt. Wenn du in dich, deine Fähigkeiten und die Gunst des Lebens vertraust, ist das Risiko ohnehin wesentlich geringer, als dir oft vorgegaukelt wird. Freiheit findest du überall dort, wo du bereit bist, alte Wege, Ansichten oder Verhältnisse zu verlassen, um neue Einsichten zu gewinnen oder das Leben zu führen, das du willst.

Doch immer nur in Freiheit zu leben, kann auch Haltlosigkeit und Unruhe mit sich bringen. Wer allzu flexibel ist, wird immer nach dem Nächsten, dem Besseren Ausschau halten und irgendwann gierig auf das Neue an sich werden: neu_gierig, ewig unzufrieden. Und wenn du immer nur unterwegs bist, mental wie auch körperlich, wirst du irgendwann die Fähigkeit verlieren, überhaupt irgendwo anzukommen.

Wenn du für dich sorgst, ist es deine Aufgabe, Komfortzone und Freiheit so auszubalancieren, wie es für dich passt. Mal erdet dich die Komfortzone mehr, als dich die Freiheit beflügeln würde. Mal hält dich nur Angst davon ab, ins Neue aufzubrechen. Achtsamkeit kann dir auch hier helfen, Klarheit über deine wahren Bedürfnisse und Motive zu erhalten.

Visionen vs. Illusionen

Das Wort »Illusion« fällt recht oft in diesem Buch. Sie ist der durch unsere Wünsche und unser Weltbild gefärbte Schleier zwischen unserer Vorstellung von einer Sache und der Sache selbst. Es fällt uns schwer, unsere Illusionen aufzugeben. Oft wissen wir nicht einmal, wann wir uns einer hingeben. Manchmal ist auch nichts verkehrt daran, die eine oder andere zu behalten – allerdings im vollen Bewusstsein, dass es sich dabei nur um Seifenblasen ohne Substanz handelt. Wenn wir aber die Vision haben, für uns selbst zu sorgen, und diese verwirklichen wollen, helfen uns Schattenspiele und Blendwerk ebenso wenig weiter wie ausschließlich harte Fakten und nüchterne Statistiken.

Desillusionierung ist schmerzhaft, aber notwendig und nützlich. Wenn du meinst, du kannst deine Liebe für Zuckerwerk mit dem täglichen zügigen Gang in den Zuckerladen ausbalancieren, desillusioniert dich ein Blick auf die Waage. Wenn du meinst, deine bessere Hälfte ist treu, lässt dich der Anruf einer fremden Person mitten in der Nacht auf dem Boden einer ungeliebten Realität aufprallen. Wenn du meinst, deine Chefin oder dein Chef wüsste um deinen Wert, befreit dich der Weihnachtsbonus, der viel geringer ausfällt als erwartet, von dieser Täuschung. Allein schon, dass das Wort Ent_Täuschung als negativ wahrgenommen wird, obwohl es einen positiven Sachverhalt bezeichnet, zeigt uns, wie sehr wir üblicherweise eine Täuschung der harten, klaren Wahrheit vorziehen.

Eine Vision ist ein Ziel, das du dir setzt. Du kannst es dir mit allen Einzelheiten vorstellen, du weißt, was du willst. Um zu diesem Ziel aufzubrechen, musst du allerdings deinen Ausgangspunkt kennen und wissen, wo du gerade stehst. Es ist (höchstwahrscheinlich) eine Illusion, dass du *der* Musiker, *die* Bildhauerin bist, auf die die Welt gerade sehnsüchtig wartet und die etwas nie zuvor Dagewesenes in den Diskurs einbringt. Es ist eine Vision, wenn du alles lernst und alles gibst, um ein so guter Musiker, eine so gute Bildhauerin zu werden, wie es dir möglich ist. Ob du eine Oper komponierst, einen Garten anlegst oder einen Kuchen backst: Du bleibst dabei notwendigerweise immer im Rahmen deiner aktuellen Möglichkeiten. Aber du kannst Hingabe und Engagement für dich nutzen. Wenn du alles hineinlegst, muss es genügen: für dich, für deine Arbeit, deine Karriere und diese Erfahrung. Und du lernst dabei und kannst immer besser werden. Ob die Oper ein Publikumserfolg wird oder nach der Premiere abgesetzt, ob der Garten dir eine reiche Ernte bringt oder von Schnecken, Amseln und Nachbars wahnwitziger Katze verwüstet wird, ob der Kuchen gelingt oder als origineller Türstopper endet – das liegt letztendlich nicht in deiner Hand. Wirklich nicht. Schau dir auch das Kapitel »Gesunde Wurschtigkeit« an: Bis zu einem Punkt X kannst du alles geben. Und nach diesem Punkt X muss dir das Ergebnis gleichgültig sein, weil du es nicht mehr beeinflussen kannst.

Es ist eine Illusion, wenn ich mich gelegentlich ziemlich clever fühle. Mit unfehlbarer Sicherheit passiert mir gleich darauf, dass ich eine Tür mit Zahlenschloss nicht aufbekomme, weil ich drücke, statt zu ziehen. Und dann komme ich nicht auf die Idee, es mit Ziehen zu probieren, weil ich überzeugt davon bin, ich hätte die falsche Kombination für das Schloss.[76] Es ist eine Vision, dass es mir gelingen könnte, präsenter im Moment zu sein, besser zu fokussieren und mir mehr Wesent-

76 Ich wünschte wirklich, das wäre ein rein hypothetisches Beispiel. Leider ist es eine wenig schmeichelhafte »Geschichte, die das Leben schrieb«.

liches zu merken, indem ich mein Hirn nicht mit unnützem Zeug zumülle.

Schau dir dein Leben einmal gründlich an, ohne dich und deine Befindlichkeiten zu schonen: Was ist eine Illusion, was ist real? Und was würde sich verändern, wenn du deine Energie nicht in den Erhalt deiner Illusionen, sondern das Verwirklichen deiner Visionen stecken würdest?

Mitgefühl vs. Schuldgefühle

Niemand, der nicht sadistisch veranlagt ist, soziopathisch oder gefühlsarm, wird Freude daran finden, einen anderen Menschen leiden zu sehen. Nicht nur das: Ein normaler Mensch wird auch fremdes Leid als Schmerz wahrnehmen und entsprechend darauf reagieren. Das ist nicht unser Verdienst, wir sind einfach biologisch und mental darauf ausgerichtet. Es ist allerdings unsere Sache, wie wir mit unserer Veranlagung zu Mitgefühl und Empathie umgehen. Wir können diese Fähigkeiten pflegen, verkümmern lassen und sogar aktiv ausmerzen. Für dich selbst zu sorgen bedeutet nicht, dein angeborenes Mitgefühl zu bekämpfen, im Gegenteil. Mitgefühl mit anderen kann dir helfen, mit dir und deinem eigenen Schmerz verständnisvoller umzugehen, ohne dabei in die Falle des Selbstmitleids zu tappen.

Die Informationsflut, die im digitalen Zeitalter aus sämtlichen Kanälen auf uns einströmt, manipuliert unser natürliches Mitgefühl in massiver Weise. Alles wird auf die gleiche Weise präsentiert, gleich abstrakt oder gleich real. Mark Zuckerberg, der Gründer von Facebook, meinte einmal zu ebendiesem Thema, dass ein sterbendes Eichhörnchen vor der Haustür für unsere eigenen Interessen akut relevanter sein könne als sterbende Menschen in Afrika. Je näher – räumlich, persönlich oder virtuell – uns die sind, die leiden, desto stärker fühlen wir mit ihnen. Je weiter weg, desto irrealer wirkt es. Dabei relativiert sich unser Mitgefühl mit der Menge an Leid, mit der wir konfrontiert werden, weil wir es sonst nicht ertragen könnten. Wenn in Krisenzonen täglich Hunderte, wenn nicht gar Tausende Menschen verhungern, bringen wir deshalb nicht dasselbe Mitgefühl für sie auf wie für den Obdachlosen, dem wir immer mal wieder eine Münze im Vorbeigehen gegeben haben und der im Winter in einer Unterführung erfriert. Wohl auch, weil wir denken, dass wir ihm hätten helfen können.

Mitgefühl ist kein Selbstzweck. Allein die Tatsache, dass wir es empfinden, macht keine besseren Menschen aus uns. Wir können zwar nicht immer darauf reagieren, wenn wir das Leid eines anderen nachvollziehen können und zutiefst bedauern. Doch unsere Möglichkeiten, mit diesem Gefühl in die Handlung zu gehen, sind weiter gefasst, als wir meist meinen. Mitgefühl kann im besten Fall zur Solidarität werden: Wenn du Mitgefühl mit der Situation der Flüchtlinge hast, kannst du als Reaktion Geld oder Sachgaben spenden, ehrenamtliche Mitarbeit anbieten oder dich der Verbreitung von Hass und Vorurteilen entgegenstemmen. Mitgefühl, das sich in ein paar zerquetschten Tränen und einem genuschelten »Die armen Menschen!« erschöpft, ist dagegen pure Sentimentalität, die nichts bringt: nicht dir, nicht den anderen.

Und Mitgefühl bringt auch nichts, wenn es zu Schuldgefühlen führt. Es ist niemandem damit geholfen, wenn wir unser Essen mit schlechtem Gewissen zu uns nehmen, weil andere hungern müssen. Und wenn wir aus falsch verstandener Solidarität hungern, haben andere dadurch nicht automatisch mehr zu essen – es sei denn, wir lassen ihnen das zukommen, was wir durch unser Fasten nicht verbraucht haben, oder setzen mit dieser Aktion ein Signal, das auch andere zur Hilfe aufruft.

In unserem Kontext: Lass dich nicht durch dein Mitgefühl daran hindern, dass du es dir selbst gutgehen lässt, während es anderen schlecht geht. Vergiss diese Schuldgefühle! Es geht wirklich niemandem dadurch besser, dass es dir schlechter geht oder du dich schlecht fühlst. Aber es kann vielen Menschen dadurch besser gehen, dass es dir gutgeht. Wenn du in deine eigene Kraft kommst und über deine Kapazitäten frei verfügen kannst, bist du in der Lage, auf dein Mitgefühl angemessen zu reagieren und bei Bedarf Hilfe anzubieten.

Erwartungen vs. Erfahrungen

Es gibt einen überwältigend schlichten und effizienten Weg zu Glück und Zufriedenheit: Lass einfach deine Erwartungshaltungen los! Mach dich blank wie eine frischgewischte Schiefertafel und lass alles entspannt auf dich zukommen, ohne dir vorher zu überlegen, wie es sein könnte, sein sollte oder gar sein müsste. (Und wenn du schon dabei bist, kannst du auch gleich ein Mittel gegen Krebs entwickeln, die politische Weltlage entspannen und den Bestand aller bedrohten Tier- und Pflanzenarten regenerieren. Ach ja …)

Unsere Erwartungshaltungen stellen uns immer zuverlässig ein Bein. Unser Urlaub wird nicht durch den Regen verdorben: Er wird durch unsere Erwartung getrübt, dass wir schönes Wetter brauchen. Unser Partner ist nicht der größte

Rüpel auf Gottes Erden: Wir betrachten ihn lediglich durch die Brille unserer Erwartung, dass er unsere Gedanken lesen können und immer zuvorkommend sein sollte. Und auch die Wunder, die uns durchaus ab und an im Leben zuteilwerden, brauchen länger und sind weniger spektakulär, als wir uns das vorgestellt haben. Wirklich mies!

Unsere Erwartungshaltungen verhindern, dass wir die Dinge wahrnehmen, wie sie wirklich sind. Stattdessen beurteilen wir sie im Hinblick darauf, wie sehr oder wenig sie unseren Erwartungen von ihnen entsprechen. Bei dieser Saat können wir doch nur permanent eine Enttäuschung nach der anderen ernten!

Manchmal tarnen wir unsere Erwartungen als »Erfahrungen« und tun so, als wüssten wir, was passieren wird, einfach weil es möglicherweise schon einmal so passiert ist. Gerade so, als wüssten wir, wie die Dinge zu sein haben, um GUT zu sein. Dann kommen wir auf die geniale Idee, uns daran zu hindern, neue Erfahrungen zu machen, indem wir unsere Erwartungen vorschieben: »Lohnt sich eh nicht, ich kenn das schon!«

Erwartungen können uns aktiv oder auch passiv aus der Bahn werfen. Jene, die andere an uns haben, sind völliger Humbug – darauf können sich die meisten einigen. Ihnen kannst du unter Umständen beikommen, indem du klare Ansagen machst. Mach den Leuten deutlich, dass du nicht als Projektionsfläche für ihre Wünsche, Vorstellungen und Ansprüche bereitstehst. Ob sie dann auch entsprechend darauf reagieren, fällt in den Bereich »gesunde Wurschtigkeit«.

Doch auch die Erwartungen, die wir an andere haben, sind nicht besser. Deshalb wäre es eine Idee, sie immer genau anzusehen und immer zu hinterfragen. Wenn es meine Erwartung ist, die andere nicht erfüllen, habe ich das Problem, nicht die anderen. Und am schlimmsten sind natürlich alle Erwartungen, die wir an uns selbst richten. Du kannst erwarten, dass du aufrichtig bist, gerade dir selbst gegenüber, dass du das Beste gibst, was dir in dem Moment möglich ist, und dass du bereit bist zu lernen. Alles, was darüber hinausgeht, baut enormen Druck auf, lädt Niederlagen in unser Leben ein und lässt uns glauben, dass wir so, wie wir sind, nicht genügen.

Erwartungen loszulassen ist eine der schwersten Übungen, die es gibt. Als nächstbessere Lösung könnten wir aber lernen, uns klarzumachen, dass und wann wir es mit Erwartungen zu tun haben: unbegründeten, realitätsfernen, durch nichts gerechtfertigte Erwartungen. Und wir können lernen, sie nicht ganz so ernst zu nehmen. Wer wenig – oder gar nichts – erwartet, wird immer angenehm überrascht werden.

Vielleicht bist du ja sogar in der Lage, dir zu denken: »Ich erwarte dieses oder jenes – aber schauen wir mal, wie es kommt, wahrscheinlich ohnehin ganz anders.« Das wäre eine Weisheit, die große Erleichterung bringt (und einen Ehrenplatz in deiner Sammlung von mit Sprüchen bestickten Sofakissen verdienen würde).

Lass nicht zu, dass dich deine Erwartungshaltung daran hindert, Erfahrungen zu sammeln und an ihnen zu wachsen. Lass nicht zu, dass deine Erwartungshaltung dich daran hindert, erfüllte und bereichernde Beziehungen zu führen, in denen du die Menschen als das siehst, was sie sind – nicht das, was sie für dich sein sollten. Lass nicht zu, dass deine Erwartungshaltung deinem Selbstwert im Weg steht.

Zwang vs. Widerstand

Drei Maurer sind bei der Arbeit, sie bauen eine Wand. Danach gefragt, was er da tue, antwortet der Erste: »Ich lege einen Stein auf den anderen.« Der Zweite entgegnet: »Ich verdiene den Lebensunterhalt für meine Familie.« Und der Dritte verkündet: »Ich baue ein Heiligtum zur Ehre des Göttlichen!«

Dasselbe Tun erfährt abhängig von deiner zugrunde liegenden Motivation eine völlig andere Qualität. Wenn du etwas aus freien Stücken tust, weil du dessen Notwendigkeit einsiehst oder es für gut erachtest, ist es selbstbestimmtes Handeln. Wenn du dagegen das Identische tun musst, weil dir die Umstände keine andere Wahl lassen, ist es eine Qual. Zwang erzeugt inneren Widerstand – und Widerstand kostet deutlich mehr Kraft, als du glaubst. Er ist das Chamäleon unter den Gefühlen und kann sich als Ärger, Wut, Groll, Schmerz, Trotz, Apathie, Selbstmitleid, Depression und etliches mehr ausdrücken. Doch ganz gleich, wie er sich äußert, erhält er das am Leben, wogegen er sich richtet. Wenn du ihn loslassen kannst (wie auch deine Illusionen, Erwartungen und die perfekte Fassade … den ganzen Ballast halt), hast du auf einmal viel mehr Energie zur Verfügung.

Unterschätze auch nicht den Zwang, unter den du dich selbst stellst: Du willst für deine Familie sorgen, Karriere machen, Erfolg haben, besser werden, es allen recht machen, nicht zuletzt dir selbst … Jedes Mal, wenn du sagst »ich sollte …« oder »ich muss …«, reißt du damit fest an dem Joch, das du dir eigenhändig angelegt hast. Versuche mal, bei sich bietender Gelegenheit stattdessen »ich will …« zu verwenden. Dann spüre nach, wie sich der Unterschied zwischen beiden Worten und dem, was sie ausdrücken, für dich anfühlt. Es liegen Welten dazwischen. Jedes »ich will« macht dir bewusst, dass im Grunde fast alles deine freie Wahl ist (von den körperlichen Funktionen einmal abgesehen). Es ist deine Wahl, ob du morgens Toast mit Marmelade zum Kaffee isst, pflichtbewusst gegen deinen inneren Widerstand kämpfst und dich zur ungeliebten Arbeit quälst. Oder ob du morgens Toast mit Marmelade zum Kaffee isst und voll Freude zur Arbeit aufbrichst – oder wenigstens ohne Übelkeit, Unbehagen, Beklemmung oder andere Empfindungen, die dein Widerstand hervorruft. Wenn du dich in deinem Job nicht wohlfühlst und glaubst, ihn nicht verlassen zu können, zumindest im Moment nicht, dann könntest du es einmal damit versuchen, dich ganz bewusst für den Job zu »entscheiden«. Du könntest dir die Vorteile ins Bewusstsein rufen, die es dir bringt, den Job trotz Unlust zu machen. Sieh es doch einmal so: Arbeiten, um deinen Lebensunterhalt zu verdienen, bleibt den meisten von uns wahrscheinlich nicht erspart. Also kannst du genauso gut ohne Widerstand und mit Freude arbeiten. Das ist eine völlig andere Lebensqualität bei gleichem Gehalt.

Lässt sich dein Widerstand so nicht lösen, dann nimm ihn ernst. Dich über längere Zeit hinweg gegen einen anhaltenden Widerstand zu stemmen, kostet nicht nur Energie, sondern macht dich krank. So gesehen kann Widerstand auch ein nützlicher Hinweis sein, den du nicht ignorieren solltest. Wenn du das, was du tust, beim besten Willen nicht als Entscheidung aus freier Wahl wahrnehmen kannst, dann handelt es sich um Zwang. Vielleicht findest du eine Möglichkeit, dich ihm zu entziehen. Wenn nicht, dann mach dich deswegen nicht fertig. Das bringt dich nämlich auch nicht weiter. Dann bleibt dir noch, einfach darauf zu vertrauen, dass du zur gegebenen Zeit eine gute Lösung finden wirst. (Weil du es dir wert bist. Das kann man gar nicht oft genug betonen!)

Bescheidenheit vs. Selbstbewusstsein

Ich habe den besten Blog der Welt. Wirklich wahr: www.besterblogderwelt.de. Beim sinnbefreiten Googeln bin ich darauf gestoßen, dass die Domain mit diesem so naheliegenden Namen noch zu haben war. Ein Freund, dem ich davon erzählte, hat sie daraufhin gekauft und mir zum Geburtstag geschenkt, und keine zwei Jahre später hab ich sie dann tatsächlich online geschaltet.[77] Ich weiß natürlich, dass es nicht der beste Blog von allen ist. Ich weiß auch, dass viele Leute Selbstironie nicht verstehen. Aber mir macht der Name dieser Domain einfach Spaß.

Versteh mich nicht falsch: Ich glaube, dass Bescheidenheit sinnvoll und nützlich ist – so sinnvoll wie ein lichtundurchlässiger, rundumversiegelter Lampenschirm und so nützlich wie eine Kinderschere aus Plastik, wenn du Stoff schneiden willst. Bescheidenheit ist für mich nicht das Gegenteil von haltloser Angeberei und leerer Aufschneiderei, wie Befürworter*innen dieser Tugend oft anführen. Sie ist die kleine Schwester des Unselbstwertes, des Mangelempfindens. Es gibt Menschen, die über Selbstwertgefühl verfügen und keinen Wert auf Anerkennung von außen legen. In diesem Fall handelt es sich aber

77 Ich betrachte sie als meine Altersvorsorge und schicke ab und zu Newsletter raus.

nicht um Bescheidenheit, sondern um Gleichgültigkeit. Es gibt introvertierte Menschen, die das, was sie suchen, vor allem im eigenen Innern finden – wiederum: keine Bescheidenheit. Und es gibt jede Menge Menschen, die sich ihrer Fähigkeiten und Leistungen bewusst sind, aber es nicht über sich bringen, diese zu kommunizieren. Das ist Bescheidenheit, und dazu kann ich nur sagen: Wenn du dein Licht unter den Scheffel stellst, stehst du im Dunkeln!

Bescheidenheit ist keine Tugend, sondern ein Trostpflaster. »Sich bescheiden« bedeutet, sich mit etwas zufriedenzugeben. Nicht mit etwas zufrieden sein, sondern sich zufrieden*geben*! Sich begnügen, sich zurückhalten, die eigenen Ansprüche herunterschrauben – das klingt wirklich nicht nach einer Erweiterung der eigenen Möglichkeiten und Handlungsoptionen, sondern einer grundlegenden Einschränkung. Mit Bescheidenheit lässt du dir die Butter vom Brot nehmen. Sie ist einfach zu wenig, um dich über den großen Ozean des Lebens zu tragen! Auch wer sich selbst nicht ins Scheinwerferlicht rücken oder permanent ins eigene Horn stoßen mag, braucht nicht bescheiden zu sein, sondern darf zeigen, dass er oder sie sich selbst richtig gut findet. Bescheidenheit hat für mich den Anklang von Duckmäusertum, Unterwürfigkeit, Selbstbeschränkung – allesamt keine idealen Fähigkeiten, um für dich zu sorgen und für deine Interessen einzutreten.

Ich halte es mit Arthur Schopenhauer, der da sagte: »Bescheidenheit bei mittelmäßigen Fähigkeiten ist bloße Ehrlichkeit. Bei großen Talenten ist sie Heuchelei.« Und bei allen anderen mittendrin ist sie ein Missverständnis. Wenn du weißt, dass du gut bist in dieser oder jener Hinsicht, warum solltest du dann sagen: »Ach, ich bin nicht ganz schlecht, das ist nichts.« Weil du dir irgendwie doch nicht sicher bist? Damit du mit diesen Worten niemanden brüskierst oder irritierst? Willst du dein Glück nicht herausfordern, weil du abergläubisch bist? Hältst du ein Image aufrecht, das auf edler Einfalt und stiller Größe beruht (Stichwort Winnetou)?

Was für einen Sinn ergibt es, das, was du gut kannst, zu relativieren oder dich davon zu distanzieren? Weil es andere gibt, die dasselbe noch besser können? Die wird es immer geben, und ihre Leistung schmälert die deine nicht. Vielleicht, weil du dabei Hilfe und Unterstützung bekommen hast? In diesem Fall hilft dir Selbstbewusstsein, das auch offen zuzugeben. Bescheidenheit lässt dich vielleicht die Straße hinunterlaufen – aber Selbstbewusstsein lässt dich ums Eck biegen. Selbstbewusstsein ist nicht notwendigerweise laut und prahlerisch, es teilt seine Erfolge nicht unbedingt mit Gott und der Welt. Aber es zeigt dich so, wie du bist: Als Person, die sich über ihre Fähigkeiten und Erfolge freut, die sich selbst wertschätzt und keinen Sinn darin sieht, sich selbst herunterzuspielen.

Wenn du deine Energie also in die Pflege einer Qualität stecken willst, dann investiere lieber in Selbstbewusstsein.

WOHIN SOLL DAS GANZE FÜHREN?

»Unsere größte Angst ist nicht,
dass wir unzulänglich sind.
Unsere größte Angst ist, dass wir
grenzenlos mächtig sind.
Es ist unser Licht, nicht unsere Dunkelheit,
wovor wir uns am meisten fürchten.
Wer bin ich schon, fragen wir uns, dass ich brillant,
umwerfend, talentiert und fabelhaft wäre?«

Marianne Williamson (Autorin und Aktivistin)[78]

Ich bin überzeugt davon, dass wir alle unendliche Energien in uns tragen, von denen wir nichts wissen, denen wir nicht trauen und die wir uns nicht zutrauen. Wir bewundern andere Menschen für das, was sie sind und tun, und realisieren dabei nicht, dass diese Menschen über die identische Kraft verfügen, zu der auch wir Zugang haben: die Kraft des Lebens. Wer atmet, trägt sie in Herz und Lunge. Wir alle tragen den Göttlichen Funken

---

78 Dieses Zitat wird oft fälschlicherweise Nelson Mandela oder Gandhi zugeschrieben. Stammt aber von Marianne, obwohl die weniger bekannt ist. Original in *A Return to Love,* von mir übersetzt.

in uns. Die einen machen ein Feuerwerk daraus, die anderen lassen ihn achtlos vor sich hindämmern, weil sie nicht einmal hinschauen.

Das, woran wir glauben und was wir als heilig ansehen, laden wir mit Hilfe unserer Lebensenergie und unserer mentalen Kraft energetisch auf. Warum tun wir nicht dasselbe für uns selbst? Was wäre, wenn wir diese mentale Macht stattdessen bei uns behalten und dafür einsetzen würden, für uns selbst zu sorgen? Wenn wir an uns selbst glaubten und unserer Intuition, Fähigkeit und Kompetenz vertrauten? Was wäre, wenn wir uns selbst höchste Priorität einräumen und unser eigenes Leben als »heilig« wahrnehmen würden?

Wir alle würden uns angesprochen fühlen, die Dinge, die anliegen, selbst in Angriff zu nehmen, statt darauf zu warten, dass sie andere für uns erledigen. Das würden wir auch versuchen, wenn wir damit überfordert wären und Hilfe anfordern müssten, woran uns weder falscher Stolz noch Leistungsdruck hindern würden. Wir wüssten, dass wir unverzagt all das trinken können, was uns unser Schicksal einschenkt, und immer bestehen würden – auch wenn wir scheinbar scheitern, denn Scheitern ist eine Illusion. Wir könnten zwanglos alles, was uns anspricht, ausprobieren, ob Kunst, Konditorei oder Karaoke. Weil uns bewusst wäre: Wir müssen auf diesem Feld nicht perfekt sein, weil wir es schon sind, im Innersten, im tiefsten Kern unseres Wesens!

Im Glauben an unseren Selbstwert hätten wir es nicht mehr nötig, ihn durch Äußerlichkeiten, Gewalt, Abwertung anderer oder Manipulation aufzuwerten. Frei von Projektionen unseres Verlangens oder Unvermögens könnten wir alle Menschen, die uns begegnen, als die Individuen wahrnehmen, die sie sind. Eine

Beziehung bräuchte uns nicht mehr für die als unzureichend empfundene Liebe oder Aufmerksamkeit in unserer Kindheit entschädigen. Wir könnten unseren Partner*innen ihre Freiheit zugestehen, weil wir nicht nur ihnen, sondern vor allem uns selbst vertrauten. Uns wäre bewusst, dass uns wahre Liebe nicht in Abhängigkeit hält, sondern Freiheit bringt. Jede Partnerschaft, jede Geschäftsbeziehung wäre von völliger Aufrichtigkeit geprägt. Würden wir unsere eigene Macht wahrnehmen, könnten wir auch allen anderen die ihre respektvoll zugestehen.

Kindern würden wir ihre freie Entfaltung nicht nur gönnen, sondern aktiv ermöglichen. Wir wären mit ihnen stolz auf jeden Lernfortschritt, so unbedeutend und unvollkommen er sein mag, weil wir uns eben der Vollkommenheit in uns selbst bewusst wären. Wir würden ihnen die Freiheit lassen, sich als selbstständige Persönlichkeiten zu entwickeln, die weder unsere Traditionen fortführen noch unser Leben stellvertretend leben oder unsere Erwartungen erfüllen müssten. Angst, Zwang oder Liebesentzug hätten als Erziehungsmaßnahmen ausgedient.

Frei von Ängsten und dem Glauben an unsere Unzulänglichkeit wären wir stark, zuversichtlich und tolerant. Wir wären bereit, in jeder Hinsicht die Verantwortung für uns und das, was wir tun und schaffen, wahrzunehmen. Denn wir wüssten, dass in uns selbst, in jedem von uns, die erstaunliche, grenzenlose Kraft des Lebens steckt, die Liebe des Kosmos und die Vollkommenheit des Menschlichen![79]

Das ist meine Vision einer Welt, in der alle für sich selbst sorgen und sich selbst die höchste Priorität einräumen: durchaus kei-

---

79 Puh! Jetzt schalte ich lieber einen Gang runter, bevor ich noch hyperventiliere!

ne egoistische oder egomane Gesellschaft voll soziopathischer, rücksichtsloser, gewalttätiger oder verblendeter Einzelkämpfer*innen. Stattdessen eine starke Gemeinschaft von Individuen, in der alle ihren Platz hätten – nur Mangelbewusstsein und Unmündigkeit nicht. Ein wahres Paradies, nur dass wir besser gekleidet wären.

Was kannst du nun im Hier und Jetzt tun, um für dich selbst zu sorgen und so ein stärkerer, selbstbestimmter und zufriedener Mensch zu werden? Ich hoffe, dass ich dir ein paar Anregungen geben konnte, dir darüber Gedanken zu machen … im Vertrauen darauf, dass du es selbst übernehmen wirst, für dich zu sorgen, wenn du es für angebracht hältst. Auch wenn deine Lebensumstände so sind, dass du aktuell keinen Freiraum hast und zu viele Verpflichtungen, kannst du vielleicht kleine Einheiten und Elemente einbauen, um diese Energie in dein Leben zu bringen. Es geht nicht immer um das, was du konkret tust, sondern um deine grundlegende Haltung dahinter. Wenn du einem Menschen einen Gefallen tust, dann sei dir bewusst, dass du es freiwillig tust und nicht, weil er eingefordert wurde. Wenn du deine eigenen Interessen hintanstellst, dann sei dir bewusst, dass du dies im Augenblick für sinnvoll ansiehst, jedoch ohne damit zum Ausdruck zu bringen, dass deine Interessen unwichtig wären. Wenn du aus bestimmten Gründen dir selbst in einem konkreten Fall nicht die höchste Priorität einräumst, dann im Bewusstsein, dass dir diese Priorität zustünde.

Wenn aus diesen Einzelfällen ein Dauerzustand wird, kommst du allerdings nicht viel weiter auf dem Weg zu Selbstwert und Selbstbestimmung, sondern bleibst im schlimmsten Fall da stehen, wo du gerade bist. Das muss nichts Schlechtes sein – wenn es das ist, was du willst. Wenn nicht, dann setz deine Superkräfte ein, um Wege zu finden, besser für dich zu sorgen. Übernimm Verantwortung für dich, voll Stolz und Zuversicht, weil du weißt, dass du dazu in der Lage und es dir wert bist.

Sorge für dich wie für einen Menschen, den du von Herzen liebst: bedingungslos und vollumfänglich.[80]

80 Jetzt konnte ich dieses Wort tatsächlich noch einmal verwenden. Das gibt Punkte in der B-Note!

WER HAT DAS ALLES GESCHRIEBEN?

Während ich diese Sätze schreibe, sitze ich in Nuwara Eliya, einer wunderschönen, entspannten kleinen Stadt in den Bergen mitten in Sri Lanka, die sich zwischen Teeplantagen schmiegt. Tagsüber ist es schön sonnig und warm, von abends bis morgens dann schlaffördernd kühl. Hier sind nicht allzu viele Touristen unterwegs; die meisten bleiben, wenn überhaupt, nur eine Nacht. Dadurch ist das Stadtbild erfreulich frei von Lokalitäten, die ausschließlich diese bedienen: Kein Cappuccino-Laden neben veganem Restaurant neben Apple Store neben Yogastudio neben Massagesalon, wie es andernorts zu sehen ist. Wohl auch deshalb sind die Leute hier sehr freundlich, bieten faire Preise an und grüßen auf der Straße. Ins Gespräch kommt man leicht, weil die meisten ein wenig Englisch sprechen. Alle freuen sich, dass ich aus Deutschland komme, weil sie dieses Land nach eigener Aussage richtig gut finden. Mich überrascht dieser Enthusiasmus, doch ich freue mich mit ihnen. Das Essen ist lecker, frisch und frei von Zusatzstoffen, dazu extrem günstig, und der Besitzer meines hübsch gelegenen Gasthauses kümmert sich um mich, als wäre ich eine Freundin, kein Gast. Wenn ich mit diesem Buch fertig bin, werde ich an die Strände der Insel fahren, dort – voraussichtlich – rot wie ein Hummer werden und frischen Fisch essen, bis ich platze. Klingt nicht schlecht als Alternative zum Büro, oder?

Ich habe mich vor sechs Jahren als Autorin selbstständig gemacht, um den Traum meiner Teenagerjahre, vom Schreiben zu leben, endlich zu verwirklichen, bevor ich in Rente ginge und es dann doch zu spät wäre. Im ersten Jahr nach meiner Verabschiedung aus einer angenehmen Festanstellung war ich von meiner eigenen Courage wie gelähmt und habe deshalb vorsichtshalber sehr, sehr wenig getan. Bis dann der Knoten platzte und ich langsam Zuversicht gewann. Ein weiteres Jahr später hatte ich regelmäßige Magazinkund*innen und konnte meinen Lebensunterhalt mit dem Schreiben von Artikeln und etwas PR-Arbeit bestreiten. Seither verbringe ich die Winter mit meinem treuen Laptop in Asien: ein Arbeitsaufenthalt, der nicht teurer ist als das Leben daheim. Und wenn manche Menschen trotzdem glauben wollen, ich könne mir als Freiberuflerin jedes Jahr monatelangen »Urlaub« leisten, lasse ich sie einfach in diesem Glauben.

Es ist nicht immer nur ein Picknick: Ich muss mich um regelmäßigen Geldeingang, Buchhaltung und Arbeitsmoral im Alleingang kümmern. Am Anfang hat mich das noch geschreckt, ist aber alles kein Teufelswerk und sogar für jemanden wie mich erlernbar. Ich habe zu Beginn den Kreis der Kolleg*innen sehr vermisst, habe für eine regelmäßige Struktur meiner Arbeit und gegen den inneren Schweinehund gekämpft und mich daran gewöhnen müssen, dass es tatsächlich Leute gibt, die bereit sind, für meine Texte echtes Geld zu zahlen.

Das war für mich dramatischer, als es sich anhören mag, denn Selbstwertgefühl ist auch mir nicht in die Wiege gelegt worden – im Gegenteil. Meine Hauptarbeit war nie das Schreiben an sich, sondern die Auseinandersetzung mit dem Gefühl des Ungenügens, den falschen Glaubenssätzen, die ich klaglos geschluckt habe, den Zweifeln und Widerständen. Ich hatte niemanden als Vorbild in meinem Leben, von dem oder der ich mir etwas hätte abgucken können. Aber ich habe Freund*innen, die mich in meinem Weg bestärkten und auch mit konkreter Hilfe unterstützten, und Auftraggeber*innen, die mir eine Chance gaben. So wagte ich den Sprung ins kalte Wasser, voll Vertrauen darauf, dass ich schon nicht untergehen würde (und das Wasser auch nicht allzu kalt wäre). Und dabei lernte ich, für mich selbst zu sorgen.

Eine allein, das war mir klar, kann sich immer irgendwie durchbringen. So gesehen ging ich kein großes Risiko ein. Wer Familie hat, kann nicht so frei und sorglos in der Wahl des Lebensstils auftreten, das ist mir bewusst. Jetzt mache ich, was ich liebe und wo ich es will. Bis es so weit war, habe ich mich allerdings durch Jahrzehnte gekämpft, in denen ich mit wenig Zuversicht, dafür massivem Mangelempfinden gesegnet war. Habe mich durch einen Dschungel aus absurden Jobs gequält, mich mit teilweise völlig durchgeknallten Vorgesetzten auseinandersetzen müssen und erlebt, dass mein Einsatz entweder ausgenutzt wurde oder mit Schmackes gegen die Wand fuhr.

Und immer wieder habe ich die Wahl getroffen, lieber zu gehen, als dauerhaften mentalen Schaden zu erleiden (was in manchen Branchen kaum auszuschließen ist). Es ist es nicht wert, einer Illusion von Sicherheit und »Erfolg« zuliebe in einer seelenzermürbenden Situation hängenzubleiben – weder privat noch beruflich. Mein Selbstvertrauen, früher nur vorgetäuscht, wuchs mit dem, was ich tat. Bis ich irgendwann überzeugt war, das meiste von dem stemmen zu können, was ich mir vornehme. (An solchen Punkten in meinem Leben tue ich dann üblicherweise etwas hirnzerstäubend Idiotisches, das den Glauben an meine überragenden Fähigkeiten wieder auf ein gesundes Maß schrumpft.)

Ich weiß, wie anders Arbeit ablaufen kann, wenn man sie selbst wählt und gern tut. Ich weiß, dass für Freiheit immer ein Preis zu zahlen ist – aber eben auch für das Verharren in der Komfortzone. Ich weiß, dass es kein Egoismus ist, wenn du für dich selbst sorgst, sondern das verantwortungsvolle Wahrnehmen deiner wichtigsten Aufgabe. Ich weiß, dass jede und jeder von uns das Recht hat, für die eigenen Belange einzustehen und sich selbst höchste – nicht unbedingt ausschließliche! – Priorität im Leben einzuräumen. (Ich weiß außerdem, welches die beiden einzigen eierlegenden Säugetiere sind, in welcher nordindischen Stadt es die meisten und besten Pizzalokale gibt [und warum] und was es mit Mr. Stringer auf sich hat, der in den Miss-Marple-Verfilmungen mit der unvergleichlichen Margaret Rutherford auftaucht.[81])

Es ist mir bewusst, dass es manchen Menschen sehr schwerfällt, sich selbst und den eigenen Bedürfnissen, Interessen und Träumen den Platz einzuräumen, den es braucht, um zu wachsen, selbstbestimmt zu leben und Freude wie auch Zufrieden-

---

81 Meine Enzyklopädien *Unnützes Wissen* und *Unerbetene Besserwisserei* wachsen täglich.

heit zu erfahren. Sie glauben, dass es alle anderen verdienen würden, nur nicht sie selbst. Dass ihnen etwas Entscheidendes fehlt, über das jene verfügen, die Erfolg haben.

Aber ich glaube auch daran, dass Selbstwert wie auch Eigenverantwortung entdeckt, gehegt und großgezogen werden können und dass wir alle über mehr Möglichkeiten und Fähigkeiten verfügen, als uns geheuer ist. Manchmal braucht es nur einen Tritt in den Allerwertesten, um in Gang zu kommen. Aber wenn, dann: Feuerwerk!

Danke für deine Aufmerksamkeit. Ich wünsche dir viel Freude dabei, für dich selbst zu sorgen, so gut du es kannst!

Dieses Buch widme ich voll
Dankbarkeit MIR SELBST:
Ohne mich hätte es nie
das Licht der Welt erblickt.